Nyfødtsykepleie

Den komplette guiden

Nora NILSEN

Innholdsfortegnelse

Innledning 17

- Neonatologiens magi: forstå betydningen av den 18
- Nyfødtsykepleieren: en sentral rolle 19

Kapittel 1: Nyfødtsykepleierens karrierevei 21

- Slik forbereder du deg på en karriere innen neonatologi 22
- De viktigste ferdighetene som kreves for å utmerke seg på dette feltet 24
- Karriereutvikling: spesialisering, undervisning, ledelse 26

Kapittel 2: Dykke inn i neonatologiens verden 29

- Neonatologiens opprinnelse og 30
- Struktur og organisering av en nyfødtavdeling 31
- Essensielt utstyr: fra kuvøser til hjertemonitorer 34

Kapittel 3: Nyfødtsykepleierens daglige arbeid 37

- De første timene: innleggelse og innledende vurdering 38

- Daglig rutine: stell, fôring, overvåking 39

- Samspill med foreldre: en støttende og oppdragende rolle 41

Kapittel 4: Spesifikk pleie av for tidlig født barn 43

- Forstå fysiologien til for tidlig fødte 44

- Vanlige medisinske utfordringer: åndedrettsbesvær, gulsott, infeksjoner 45

- Hensiktsmessige pleieteknikker: ventilasjon, lysbehandling, ernæring 47

Kapittel 5: Nødsituasjoner og tekniske prosedyrer 49

- Gjenkjenne en nødsituasjon på en nyfødtavdeling 50

- Akuttprosedyrer: HLR på nyfødte, intubasjon, venekanyler 51

- Samarbeid med det medisinske teamet: arbeid i synergi 53

Kapittel 6: Psykologiske og emosjonelle dimensjoner 55

- Emosjonell motstandskraft i møte med utfordringer 56

- Støtte til foreldre: fra medfølelse til opplæring 57

- Stressmestring og viktigheten av egenomsorg 59

Kapittel 7: Teamarbeid 61

- Dynamikken i neonatologiteamet 62
- Samarbeide med barneleger, fysioterapeuter, psykologer og andre 63
- Tverrprofesjonell kommunikasjon: nøkkelen til samhold 64

Kapittel 8: Etikk og dilemmaer innen neonatologi 67

- Introduksjon til medisinsk etikk spesifikt for neonatologi 68
- Vanskelige beslutninger: når og hvordan man skal gripe inn 69
- Samarbeid med familier: Respekt for tro og ønsker 71

Kapittel 9: Forskning og innovasjon innen neonatologi 73

- Utviklingen av nyfødtmedisinen: Hvor står vi nå? 74
- Deltakelse i forskning: viktigheten av å holde seg i forkant av utviklingen 75
- Teknologiske innovasjoner og deres innvirkning på pleie og omsorg 77

Kapittel 10: Sykepleierens rolle i opplæringen av foreldre 79

- Forberede foreldre på utskriving: opplæring og trening 80

- Håndtering av vanskelige situasjoner: dødsfall, dårlige nyheter osv. — 81

- Verktøy og ressurser for effektiv kommunikasjon — 83

Kapittel 11: Betydningen av tverrfaglighet — 85

- Rollen til hvert enkelt medlem av det nyfødtmedisinske teamet — 86

- Hvordan samarbeide effektivt med ulike spesialister — 87

Kapittel 12: Ernæringsmessige aspekter ved neonatologi — 89

- Betydningen av ernæring for nyfødte barn — 90

- Ulike ernæringsmetoder: amming, enteral ernæring, parenteral ernæring osv. — 91

- Vanlige ernæringsmessige utfordringer og løsninger — 93

Kapittel 13: Farmakologi som er spesifikk for neonatologi — 97

- Vanlige legemidler og indikasjoner — 98

- Dosering, administrering og overvåking av bivirkninger — 99

- Spesifikk farmakokinetikk hos nyfødte — 101

Kapittel 14: Komplementære og alternative behandlingsformer — 103

- Ikke-konvensjonelle tilnærminger 104
  innen neonatologi: musikkterapi,
  terapeutisk berøring

- Studier og tilhørende fordeler 105

- Slik integrerer du dem på en sikker 106
  måte

Kapittel 15: Betydningen av 109
familiesentrert omsorg

- Involvere foreldrene i omsorgen for 110
  barnet sitt

- Helhetlig tilnærming: ta hensyn til den 111
  nyfødte i hans eller hennes
  familiemiliø.

Kapittel 16: Neonatal sikkerhet 115

- Unngå medisinske feil og garantere 116
  pasientsikkerheten

- Betydningen av rapportering og 117
  sikkerhetskultur

- Forebyggende tiltak og protokoller på 118
  plass

Kapittel 17: Simulering og praktisk 121

- Betydningen av simuleringstrening 122
  innen neonatologi

- Vanlige scenarier og hvordan de 123
  forbereder seg på den kliniske
  virkeligheten

- Tilbakemelding, debriefing og 125
  kontinuerlig forbedring

Kapittel 18: Utskrivelse fra nyfødtavdelingen og oppfølging   129

- Forberedelse til utskrivning: vurdering og opplæring av foreldre   130
- Sykepleierens rolle i den postneonatale overvåkningen   131
- Overgangen til pediatrisk behandling   133

Kapittel 19: Nevroutvikling innen neonatologi   135

- Grunnlaget for nevroutvikling hos for tidlig fødte barn   136
- Påvirkning av omsorg og miljø på hjernens utvikling   137
- Strategier for å støtte optimal nevral utvikling   139

Kapittel 20: Palliativ behandling innen neonatologi   143

- Når og hvorfor de trengs   144
- Hvordan nærme seg omsorg i livets sluttfase med medfølelse   145
- Støtte til familier i denne vanskelige tiden   147

Kapittel 21: Neonatalavdelingens miljø og utforming   149

- Betydningen av et egnet miljø: lys, lyd, temperatur, etc.   150
- Design og utforming: fra tradisjonelle enheter til sentrerte familieenheter   151

- Påvirkning på nyfødtes, familiers og ansattes velvære 152

Kapittel 22: Håndtering av infeksjoner på neonatalavdelinger 155

- Forebygging, påvisning og behandling av vanlige infeksjoner 156
- Hygieniske protokoller 157
- Vaksinasjon og profylakse i 159

Kapittel 23: Atypiske karriereveier: Tvillingene, misdannelser osv. 161

- Håndtering av komplekse og sjeldne situasjoner 162
- Omsorgskoordinering i flere situasjoner 163
- Casestudier og tilbakemeldinger 165

Kapittel 24: Rehabilitering og fysioterapi innen neonatologi 167

- Betydningen av tidlig mobilisering 168
- Teknikker og rutineoperasjoner 169
- Samarbeid med rehabiliteringsspesialister 171

Kapittel 25: Genetikk og neonatologi 173

- Introduksjon til genetikk i neonatologi 174
- Implikasjoner for diagnose og behandling 175
- Genetisk rådgivning og familiestøtte 176

Kapittel 26: Betydningen av hud-mot-hud-kontakt og menneskelig kontakt 179

- De dokumenterte fordelene med hud-mot-hud-kontakt 180
- Praktisk gjennomføring og sikkerhetsinstruksjoner 181

Kapittel 27: Øyepleie for nyfødte 185

- Forståelse av retinopati ved prematuritet 186
- Overvåking og behandling 187
- Forebygging og bevisstgjøring 188

Kapittel 28: Hjertebehandling i neonatologi 191

- Medfødte hjertefeil: oppdagelse og behandling 192
- Samarbeid med barnekardiologer 193
- Casestudier og forskning 195

Kapittel 29: Neonatologi og miljø 197

- Virkninger av forurensende stoffer og giftstoffer på nyfødte barn 198
- Grønne initiativer på neonatalavdelinger 199
- Bevisstgjøring og opplæring 201

Kapittel 30: Tannpleie innen neonatologi 203

- Betydningen av munnhelse fra fødselen av — 204
- Forebygging og opplæring for foreldre — 205
- Samarbeid med barnetannleger — 207

Kapittel 31: Utfordringer ved smerte og sedering — 209

- Vurdering og behandling av smerter hos nyfødte — 210
- fornuftig bruk av beroligende og smertestillende midler — 211
- Ikke-farmakologiske teknikker for smertelindring — 213

Kapittel 32: Musikkens og kunstens rolle i neonatologien — 217

- Positiv effekt av musikk- og kunstterapi — 218
- Implementering på neonatologiske avdelinger — 219
- Tilbakemeldinger og casestudier — 220

Kapittel 33: Betydningen av kontinuitet i behandlingen — 223

- Sikre en smidig overgang mellom de forskjellige omsorgsnivåene — 224
- Samarbeid mellom fagpersoner for optimal kontinuitet — 225
- Implikasjoner for opplæring og praksis — 227

Kapittel 34: Videreutdanning og framtidsutsikter 229

- Betydningen av å oppdatere ferdigheter 230
- Fremskritt innen neonatologi: å være i forkant av utviklingen 231
- Karrieremuligheter og spesialiseringer 233

Konklusjon 235

- Det neonatale yrket: mer enn en jobb - en lidenskap 236
- Oppmuntring til neste generasjon: neonatologiens fremtid 237
- Neonatologiens fremtid 239
- Teknologiske fremskritt i horisonten 240
- Aktuell forskning og dens implikasjoner for praksis 242
- Fremtidsvisjon: Hvor kan neonatologien ta oss de neste tiårene? 243

« *Neonatologi: når mennesker kommer i miniversjon og du fortsatt må installere oppdateringer!* »

Innledning

Neonatologiens magi: forstå betydningen av den

Fra det aller første øyeblikket et nyfødt barn åpner øynene for verden, kommer neonatologien inn i bildet. Det er ikke bare en gren av medisinen eller en rekke medisinske protokoller, det er vuggen der vitenskap møter kunst, der teknikk møter instinkt, der hvert åndedrag, hvert hjerteslag er et mirakel i seg selv.

Neonatologi er møtet mellom to verdener: medisinens store verden og det nyfødte barnets lille verden. Og i dette rommet, der bevegelsene må være både presise og varsomme, der avgjørelser tas på et øyeblikk, ligger det en form for magi skjult. Denne magien kan ikke forklares med tall, diagnoser eller avansert utstyr alene. Den ligger i evnen til å gjenopprette håpet, gi trøst og skape et ubrytelig bånd mellom et barn og dets foreldre, noen ganger til og med før foreldrene har rukket å holde barnet i armene sine.

For virkelig å forstå betydningen av neonatologi må vi innse at det er mye mer enn en medisinsk disiplin. Det er et levende uttrykk for vårt kollektive ønske om å beskytte, ta vare på og verne om livet i dets mest skjøre øyeblikk. Alle som jobber med neonatologi, fra sykepleieren som overvåker temperaturen i kuvøsen til legen som vurderer vitale tegn, har en oppgave: å sikre at alle nyfødte barn, uansett hvilke utfordringer de står overfor, får en best mulig start på livet.

Hvis du ser nærmere etter, finner du neonatologiens magi overalt: i varmen fra en beroligende hånd, i den forsiktige hviskingen av en vuggesang som synges i babyens øre, i teamets stolthet når de ser et barn forlate avdelingen i god behold. Denne magien gjenspeiler vår menneskelighet, vårt engasjement og vår dype forståelse av at hvert eneste liv, uansett hvor lite det er, er av uvurderlig verdi.

Nyfødtsykepleieren : en sentral rolle

I hjertet av nyfødtavdelingen, der livet uttrykker seg med forbløffende styrke og skjørhet, er sykepleieren en bærebjelke. Sykepleiernes tilstedeværelse er både betryggende og viktig, fordi de ofte er den første menneskelige kontakten, den første milde stemmen, den første berøringen for disse babyene som nettopp har kommet til verden.

Nyfødtsykepleiere er mye mer enn bare pleiere, de er livets voktere i ordets reneste forstand. De er de tause vitnene til de første hjerteslagene, de første smilene, men også øyeblikkene med smerte og utfordringer. Det er de som dag etter dag, natt etter natt, står ved disse små skapningene og gir dem den omsorgen, oppmerksomheten og kjærligheten de trenger.

En nyfødtsykepleier gjør mer enn bare å administrere medisiner eller overvåke barnets utvikling. Han eller hun er en subtil tolk av signalene som de nyfødte, som ennå ikke kan snakke, sender ut. En liten fargevariasjon, en endring i pusterytmen, uvanlig atferd - ingenting unnslipper deres kyndige blikk. Takket være sin kunnskap og følsomhet er sykepleierne i stand til å forstå hva babyene føler og reagere på deres behov med bemerkelsesverdig presisjon.

Men denne sentrale rollen går langt utover det rent medisinske. Sykepleiere er også en viktig støttespiller for foreldre som ofte er fortvilet og bekymret. Det er sykepleieren som veileder dem, beroliger dem, informerer dem og følger dem på dette eventyret fullt av følelser og usikkerhet. Nyfødtsykepleieren er noen ganger en fortrolig, andre ganger en oppdrager, men knytter dype og varige bånd til disse familiene og blir et viktig ledd i kjeden av omsorg og kjærlighet som omgir disse barna.

Å være nyfødtsykepleier betyr å ta på seg en livsoppgave. Det betyr å velge å være der når livet begynner, for å sikre at alle barn, uansett situasjon, får en best mulig start. Det er å velge å stille sitt hjerte, sin sjel og sine ferdigheter til tjeneste for disse små livene, som i sin tur er en uuttømmelig kilde til inspirasjon, takknemlighet og undring.

Kapittel 1

SYKEPLEIERENS KARRIEREVEI I NEONATOLOGI

Slik forbereder du deg for en karriere innen neonatologi

Neonatologi er et spesialisert og krevende medisinsk fagområde, men det gir også en enestående belønning. For å forberede seg på en vellykket karriere innen neonatologi kreves det en kombinasjon av formell opplæring, praktisk erfaring og personlig utvikling. Her er stegene du må ta for å forberede deg skikkelig:

Grunnutdanning og spesialisering :

Begynn med å utdanne deg til sykepleier eller lege, avhengig av om du vil bli nyfødtsykepleier eller neonatolog.

Når du er ferdig utdannet lege, må du gjennomføre en turnustjeneste i pediatri, etterfulgt av en subspesialisering i neonatologi.

Sykepleiere bør vurdere spesialisering eller sertifisering i nyfødtsykepleie.

Klinisk erfaring :

Arbeid i pediatriske miljøer for å gjøre deg kjent med pleie av spedbarn og barn.

Hospitering eller rotasjon på nyfødtintensivavdelinger (NICU) for å få førstehåndserfaring.

Utvikling av myke ferdigheter :

Neonatologi handler ikke bare om tekniske ferdigheter, men krever også medfølelse, tålmodighet og gode kommunikasjonsevner. Opplæring i medisinsk kommunikasjon eller emosjonell støtte kan være nyttig.

Lær å jobbe som en del av et team. Neonatologi er et samarbeidsprosjekt som ofte involverer spesialister, terapeuter, sosialarbeidere og selvfølgelig familiene.

Etter- og videreutdanning :
   Medisin endrer seg raskt. Delta jevnlig på konferanser, workshops og kurs for å holde deg oppdatert på den nyeste forskningen og teknikkene innen neonatologi.
Nettverksbygging :
   Meld deg inn i faglige organisasjoner relatert til neonatologi. Dette vil ikke bare holde deg oppdatert på de nyeste trendene, men også gi deg muligheten til å møte mentorer og kolleger som du kan utveksle ideer og erfaringer med.
Ta vare på deg selv:
   Neonatologi kan være emosjonelt krevende. Det er viktig å utvikle robusthetsstrategier, enten det er gjennom meditasjon, trening, terapi eller andre metoder for å håndtere stress og unngå utbrenthet.
Deltakelse i forskning :
   Hvis du brenner for kontinuerlig forbedring av neonatalomsorgen, bør du vurdere å delta i kliniske studier eller forskningsprosjekter. Dette kan ikke bare bidra til å fremme fagfeltet, men også til å etablere ditt rykte som ekspert.
Etikk og kultursensitivitet :
   Få en solid forståelse av de etiske problemstillingene som er involvert i omsorgen for nyfødte barn. Med tanke på mangfoldet i familiene du kommer til å møte, kan opplæring i kultursensitivitet også være uvurderlig.

Å forberede seg på en karriere innen neonatologi krever tid, innsats og stort engasjement. Men for de som har et kall til dette feltet, er det å få lov til å følge nyfødte og deres familier i slike avgjørende og følelsesladde øyeblikk en belønning i seg selv.

Nøkkelferdigheter å utmerke seg på området

Neonatologi krever, i likhet med andre medisinske spesialiteter, et unikt sett med ferdigheter for å sikre kvalitetspleie for nyfødte og støtte til familiene deres. Her er noen viktige ferdigheter som du må utvikle og forbedre for å kunne utmerke deg på dette feltet:

Klinisk kompetanse:
 Inngående kunnskap om neonatal fysiologi og patologi.
 Evne til å bruke og tolke avansert medisinsk utstyr.
 Beherske medisinske prosedyrer som er spesifikke for neonatologi.
Nøye observasjon:
 Nyfødte barn kan ikke uttrykke ubehag verbalt. Det er derfor avgjørende å ha gode observasjonsevner for å oppdage subtile tegn på uro eller sykdom.
Kommunikasjonsferdigheter:
 Forklare komplekse medisinske situasjoner på en tydelig og rolig måte til foreldre og familie.
 Effektivt samarbeid med et tverrfaglig team, inkludert andre leger, sykepleiere, terapeuter og sosialarbeidere.
Empati og medfølelse:
 Gi omsorg med medfølelse, forståelse og respekt for foreldrenes og familiens følelser.
Stressmestring:
 Neonatologi kan være emosjonelt ladet. Det er viktig å kunne håndtere stress og ta raske beslutninger i krisesituasjoner.

- Etisk kompetanse:
    - Når man står overfor vanskelige situasjoner, som for eksempel beslutninger ved livets slutt eller komplekse medisinske dilemmaer, er det avgjørende å ha en solid forståelse av etiske problemstillinger.
- Kontinuerlig faglig utvikling:
    - Vilje og evne til å holde seg oppdatert på den nyeste forskningen, teknikken og praksisen innen neonatologi.
- Organisatoriske ferdigheter:
    - Håndtere flere pasienter på en effektiv måte og sørge for at alle nyfødte får riktig behandling til riktig tid.
- Kulturell bevissthet:
    - Forståelse og respekt for familiens ulike kulturer og overbevisninger, da dette kan påvirke medisinske beslutninger og preferanser.
- Emosjonell motstandskraft:
- Vær forberedt på å håndtere følelsesmessig intense situasjoner, inkludert tap av pasienter eller uventede medisinske komplikasjoner.
- Pasientsentrert tilnærming:
- Prioriter alltid den nyfødtes velvære, og sørg for at omsorgen er tilpasset pasientens og familiens individuelle behov.

Ved å kombinere disse ferdighetene med en lidenskap for nyfødte barns velbefinnende og et engasjement for klinisk ekspertise, vil alle som jobber på neonatalavdelingen være godt rustet til å gi eksepsjonell omsorg og utgjøre en betydelig forskjell i pasientenes og familienes liv.

Karriereutvikling :
spesialiseringer, undervisning, ledelse

En karriere innen neonatologi er, i likhet med mange andre medisinske fagområder, rik og variert, og man kan utvikle seg og spesialisere seg i tråd med egne interesser og ambisjoner. Her er noen muligheter for karriereutvikling innen dette spennende fagfeltet:

- Mer dyptgående spesialiseringer:
    - **Fostermedisin**: Fokus på diagnostikk, konsultasjon og behandling av fostersykdommer.
    - **Nevroneonatologi**: Spesialisering i nevrologisk behandling av nyfødte barn, med fokus på sykdommer i hjernen og nervesystemet.
    - **Kardio-neonatologi**: Fokuserer på medfødte og ervervede hjertesykdommer hos nyfødte.
- Klinisk forskning :
    - Fagpersoner kan velge å engasjere seg mer i forskning og bidra til utvikling av kunnskap, teknikker og behandlinger innen neonatologi.
- Utdanning og opplæring :
    - Undervisning av neste generasjon neonatologer eller neonatalsykepleiere ved akademiske institusjoner.
    - Delta på seminarer, workshops og konferanser som foredragsholder eller kursholder.
- Ledelse og lederskap :
    - Avdelingsleder: Leder et team av neonatologer, sykepleiere og annet helsepersonell på en neonatal intensivavdeling.
    - **Sykehusadministrator**: Leder og overvåker driften av en neonatologisk avdeling eller spesialenhet på et sykehus eller legesenter.

Helsepolitisk konsulent: Samarbeider med beslutningstakere for å påvirke og utforme retningslinjer for nyfødthelse.

Konsultasjon :
Som ekspert på neonatologi kan du tilby konsulenttjenester til andre sykehus, klinikker eller institusjoner og bidra til utvikling og forbedring av klinisk praksis.

Internasjonal utvikling og humanitært arbeid :
Samarbeid med internasjonale organisasjoner for å forbedre nyfødtomsorgen i utviklings- og kriseregioner.

Delta i kortvarige medisinske oppdrag for å gi spesialistbehandling i områder med store behov.

Medisinsk teknologi og innovasjon :
Samarbeid med medisinsk industri for å utvikle og teste nytt utstyr, verktøy og teknologi tilpasset nyfødtpleie.

Karriereutvikling innen neonatologi gir mange muligheter til å spesialisere seg, påta seg lederansvar, påvirke fagfeltets fremtidige retning og, fremfor alt, fortsette å gjøre en betydelig forskjell i livene til pasienter og deres familier.

Kapittel 2

Å DYKKE INN I UNIVERSET NEONATOLOGI

Neonatologiens opprinnelse og historie

Selv om neonatologi regnes som en relativt ny medisinsk spesialitet, har den røtter som strekker seg flere hundre år tilbake i tid. Utviklingen av denne spesialiteten gjenspeiler selve medisinens historie, preget av teknologiske fremskritt, vitenskapelige oppdagelser og et økende engasjement for nyfødte barns helse.

Fra antikken til renessansen:
Selv om omsorg for nyfødte alltid har vært et menneskelig anliggende, har metodene i stor grad vært basert på tradisjon, overtro og empiriske observasjoner. Hippokrates', Aristoteles' og andre antikke legers skrifter inneholder råd om pleie av nyfødte.

1600- og 1700-tallet:
Kuvøser" dukket opp i Europa, inspirert a v kuvøsene som ble brukt i fjørfeoppdrett. Disse første apparatene var rudimentære, men de viste at man var klar over hvor sårbare for tidlig fødte barn var.

1800-tallet:
Med industrialiseringen ble det på utstillinger og messer vist "kuvøser" med for tidlig fødte barn, noe som gjorde publikum oppmerksomme på premature barns behov.
I 1880 introduserte Dr. Étienne Stéphane Tarnier den første kuvøsen for premature barn på Maternité de Paris, noe som markerte et vendepunkt i den medisinske behandlingen av nyfødte.

1900-tallet:
I første halvdel av århundret kom antibiotika, noe som forbedret overlevelsesraten for infiserte nyfødte betraktelig.

På 1960-tallet, da mekanisk ventilasjon og kontinuerlig overvåking ble tatt i bruk, begynte nyfødtintensivavdelinger (NICU) å spre seg og tilby spesialistbehandling til nyfødte.

I løpet av flere tiår har forskning og innovasjon ført til kontinuerlige forbedringer, spesielt innen områdene neonatal ernæring, respirasjonsbehandling og nevrobeskyttelse.

Det 21. århundre:

Det legges vekt på en helhetlig tilnærming til nyfødtpleie. Det handler ikke bare om overlevelse, men også om nyfødte barns livskvalitet på lang sikt.

Evidensbasert medisin er i ferd med å bli normen, med protokoller og retningslinjer utarbeidet på grunnlag av grundige kliniske studier.

Betydningen av familiesentrert omsorg anerkjennes, og foreldrene blir mer involvert i pleie og beslutninger.

Neonatologi, som en egen medisinsk spesialitet, er bare noen få tiår gammel. Interessen og omsorgen for nyfødte barn har imidlertid røtter tilbake til tidenes morgen. Fremskrittene som er gjort gjennom århundrene, gjenspeiler ikke bare utviklingen innen vitenskap og teknologi, men også en økende forståelse og forståelse for livet til de mest sårbare blant oss.

Struktur og organisering en neonatalavdeling

En neonatalavdeling er et spesialisert miljø dedikert til pleie av nyfødte barn, spesielt de som er født for tidlig, med medfødte sykdommer eller komplikasjoner under eller etter fødselen. Strukturen og organiseringen av disse enhetene er utformet for å imøtekomme pasientenes unike behov, samtidig som de fremmer effektivitet, sikkerhet og samarbeid mellom helsepersonell.

- Soneinndeling :
    - **Neonatal intensivavdeling (NICU)**: For nyfødte som trenger intensivbehandling, konstant overvåking og spesialiserte medisinske inngrep.
    - **Intermediate care unit**: For nyfødte som ikke lenger trenger intensivbehandling, men som ennå ikke er klare til å overføres til pediatrien eller sendes hjem.
    - **Plass til foreldrene**: Egne områder der foreldrene kan hvile, mate og tilbringe tid med babyen.
- Utstyr og teknologi :
    - **Inkubatorer**: Gir et kontrollert miljø med hensyn til temperatur, fuktighet og oksygen.
    - **Ventilatorer**: For å hjelpe nyfødte barn med å puste.
    - **Monitorer**: For kontinuerlig overvåking av hjertefrekvens, oksygenmetning, blodtrykk og andre vitale parametere.
    - **Lysbehandlingsutstyr**: Til behandling av nyfødt gulsott.
    - **Pumper og mateutstyr**: For å gi næring til spedbarn som ennå ikke kan ammes eller mates på vanlig måte.
- Ansatte :
    - **Neonatologer**: Barneleger som har spesialisert seg på behandling av nyfødte barn.
    - Nyfødtsykepleiere: De er spesielt utdannet til å ta seg av nyfødte barn og spiller en sentral rolle i den daglige pleien og overvåkningen.
    - **Åndedrettsterapeuter**: Spesialister på håndtering av nyfødte barns respirasjonsbehov.

Ernæringseksperter: For å sikre at alle nyfødte barn får riktig ernæring.
Farmasøyter: Håndtere og gi råd om legemidler som er spesifikke for neonatologi.
Sosialarbeidere og psykologer: for å støtte familiene gjennom de emosjonelle og logistiske utfordringene.
Spesialister: Blant annet kardiologer, nevrologer og barnekirurger, avhengig av pasientens behov.
Samarbeid med andre avdelinger:
Tett samarbeid med fødeavdelingen, barnekirurgi, laboratorium, radiologi og andre avdelinger for å sikre helhetlig behandling.
Støtte til familier :
Opplæringsprogrammer for foreldre om omsorg for nyfødte barn, amming, ernæring osv.
Egne områder for amming, hud-mot-hud-kontakt og foreldreinvolvering i pleien.
Protokoller og prosedyrer :
Kunnskapsbaserte retningslinjer for håndtering av en rekke tilstander og situasjoner, fra pusting og ernæring til infeksjoner.

Organiseringen av en neonatalavdeling gjenspeiler de nyfødte barnas komplekse og spesifikke behov. Alt - utstyr, personale og prosedyrer - er utformet for å sikre best mulig omsorg for disse spesielt sårbare pasientene og familiene deres.

Nødvendig utstyr : fra kuvøser til hjertemonitorer

Neonatologi er et område der teknologi og utstyr spiller en avgjørende rolle. Hvert enkelt apparat er utviklet for å dekke de spesifikke behovene til nyfødte barn, spesielt de som er født for tidlig eller har helseproblemer. Utstyret redder ikke bare liv, men forbedrer også livskvaliteten til babyene under sykehusoppholdet.

Inkubatorer :
Funksjon: Kuvøser skaper et kontrollert miljø for nyfødte babyer ved å regulere temperatur, luftfuktighet og i noen tilfeller oksygen. De beskytter også spedbarn mot infeksjoner, støy og for mye lys.
Typer: Det finnes standardkuvøser, transportable kuvøser for flytting av spedbarn mellom sykehus og kuvøser med integrerte lysbehandlingssystemer.

Neonatale respiratorer :
Funksjon: Disse apparatene gir pustehjelp til spedbarn som ikke kan puste selv. De er utformet for å tilføre luft og oksygen på en skånsom måte som er tilpasset nyfødtes skjøre lunger.
Typer : Overtrykksventilatorer, CPAP (kontinuerlig positivt luftveistrykk), høyfrekvensventilatorer.

Hjertemonitorer :
Funksjon: De overvåker babyens hjertefrekvens kontinuerlig og oppdager eventuelle uregelmessigheter eller arytmier.
Funksjoner: Utstyrt med skjermer som viser hjertefrekvensen i sanntid, alarmer som signaliserer avvik, og noen ganger integrert i globale overvåkingssystemer.

Monitorer for oksygenmetning :
Funksjon: De måler oksygenmengden i barnets blod, ofte ved hjelp av en sensor plassert på foten eller hånden.
Funksjoner: Disse monitorene bruker pulsoksymetriteknologi og er avgjørende for overvåking av spedbarn med ventilasjonsstøtte.

Utstyr for lysbehandling :
Funksjon: De brukes til å behandle gulsott (hyperbilirubinemi) hos nyfødte og avgir et blått lys som omdanner bilirubin til en form som barnets kropp kan skille ut.
Typer : Fototerapilamper, fototerapimadrasser, enheter integrert i kuvøser.

Matepumper og sonder :
Funksjon: For spedbarn som ikke kan ammes eller som har behov for spesifikk ernæring, gjør disse apparatene det mulig å gi melk eller næringsløsninger direkte i magen eller tarmen.
Typer : Enterale ernæringspumper, nasogastriske slanger, orogastriske slanger.

Oppvarmingstabeller :
Funksjon: I motsetning til kuvøser er disse åpne bordene oppvarmet for å opprettholde barnets kroppstemperatur. De brukes ofte under medisinske inngrep eller til babyer som trenger enkel tilgang til intensivbehandling.

Presisjon, pålitelighet og sikkerhet står sentralt i utformingen av dette utstyret. For neonatalpersonell er det avgjørende å beherske disse verktøyene for å kunne gi nyfødte optimal pleie. Hvert enkelt apparat, enten det er enkelt eller komplekst, har potensial til å utgjøre en betydelig forskjell i livet til en baby og hans eller hennes familie.

Kapittel 3

SYKEPLEIERENS HVERDAG I NEONATOLOGI

De første timene :
innleggelse og innledende vurdering

Innleggelsen av et nyfødt barn på en nyfødtavdeling er en avgjørende periode. De første timene etter fødselen er avgjørende for barnets helse og velvære. Den innledende vurderingen er avgjørende for å fastslå barnets umiddelbare behov og for å få på plass en passende pleieplan.

Ankomst til nyfødtavdelingen :
> **Overflytting**: Enten det er fra fødestuen, en annen sykehusavdeling eller en annen institusjon, må overflyttingen utføres med forsiktighet, ofte ved hjelp av en transportabel kuvøse for å sikre et stabilt miljø for den nyfødte.
> **Teamet** tar imot: Så snart barnet ankommer, er neonatologiteamet klar til å gripe inn. Dette teamet består vanligvis av en neonatolog, spesialsykepleiere og, om nødvendig, en respirator.

Innledende vurdering :
> **Åndedrettsstatus**: Vurdering av pusten er viktig. Pustefrekvensen og pusterytmen observeres, i tillegg til eventuell cyanose (blålig skjær i huden) eller andre tegn på pustebesvær.
> **Puls og muskeltonus**: Pulsens regelmessighet og styrke samt barnets muskeltonus vurderes.
> **Kroppstemperatur**: Det er viktig å opprettholde en stabil kroppstemperatur. Nyfødte plasseres ofte under en varmekilde for å forhindre hypotermi.
> **Fysisk utseende**: Vi ser etter misdannelser, tegn på prematuritet eller andre avvik.

Innledende prosedyrer :
    Installasjon av monitorer: Barnet kobles ofte til hjerte- og oksygenmetningsmonitorer for kontinuerlig overvåking.
    Blodprøver: Blodprøver kan tas for å analysere blodsukker, bilirubin og andre viktige parametere.
    Innsetting av tilgangsporter: En perifer venekateter, navlestrengskateter eller ernæringssonde kan settes inn etter behov.
    Åndedrettshjelp: Ved behov kan barnet settes på CPAP, respirator eller gis ekstra oksygen.

Kommunikasjon med familien :
    Innledende informasjon: Foreldrene informeres så snart som mulig om barnets helsetilstand, hvilke tiltak som er iverksatt og utsiktene på kort sikt.
    Emosjonell støtte: Å få et nyfødt barn innlagt på nyfødtavdelingen kan være en traumatisk opplevelse for foreldrene. Personalet tilbyr støtte, svarer på spørsmål og trøster der det er mulig.

De første timene på nyfødtavdelingen er en medisinsk ballett der hvert eneste skritt er avgjørende. Med dyktighet og medfølelse sørger neonatalteamet for at alle nyfødte får den mest hensiktsmessige pleien og legger grunnlaget for en vellykket behandling i dagene og ukene som kommer.

Den daglige rutinen : stell, fôring, overvåking

Når du kommer inn på neonatalavdelingen i de tidlige morgentimene, skaper den myke susingen fra hjertemonitorene og det dempede lyset fra kuvøsene en atmosfære som er både beroligende og intens. Her er hver dag et delikat øyeblikk av omsorg, mating og konstant overvåking for å sikre at de minste og mest sårbare blant oss har det bra.

Morgenen begynner ofte med en rekke rutinemessige behandlinger. Med forsiktige, men sikre bevegelser vasker sykepleieren babyen, skifter bleier og gir forsiktig massasje for å stimulere sirkulasjon og velvære. Disse øyeblikkene med fysisk kontakt er viktige, for de fremmer ikke bare babyens fysiske helse, men også det emosjonelle båndet, som er avgjørende for vekst og utvikling.

Mating er en sentral del av denne rutinen. Alle nyfødte har spesifikke ernæringsbehov. Noen er klare til å suge og blir ammet direkte av mor eller får flaske. Andre, spesielt de som er født for tidlig eller har problemer med å spise, kan få ernæring via sonde. Sykepleierne tar seg tid til å måle hver enkelt mengde, slik at hvert enkelt barn får akkurat det det trenger for å vokse og bli sterkere.

Overvåkingen er konstant gjennom hele dagen. Hvert eneste pip fra en monitor, hver eneste lille variasjon i målingene, blir umiddelbart notert og vurdert. Hjertemonitorer, oksymetre og annet utstyr spiller en kontinuerlig melodi som gjenspeiler babyens livsrytme. Leger og sykepleiere går fra kuvøse til kuvøse, sjekker vitale tegn, justerer medisineringen eller bare observerer, alltid på utkikk etter det minste tegn på uro eller forandring.

Men utover den fysiske omsorgen består hverdagen på neonatalavdelingen også av øyeblikk av ømhet. Foreldre, som ofte er engstelige, finner trøst i barnet sitt, kjærtegner forsiktig den lille hånden eller hvisker kjærlige ord i øret. Disse øyeblikkene, selv om de er korte, er avgjørende for babyens og familiens følelsesmessige velvære.

Dagen slutter ofte som den begynte: rolig og bestemt. Med hver eneste pleie, hvert eneste måltid og hver eneste vakt jobber neonatalteamet utrettelig for å sikre at hver dag blir enda et skritt nærmere hjemmet for disse nyfødte. Og på denne reisen er hver eneste rutine, hver eneste daglige gest, en handling av kjærlighet og engasjement.

Samspill med foreldrene : en støtte- og opplæringsrolle

I neonatologiens medikaliserte verden, der kuvøser surrer og monitorer piper, er det ett element som er viktig og uerstattelig: båndet mellom foreldre og deres nyfødte barn. For pleiepersonalet er det å legge til rette for og styrke dette båndet en like viktig oppgave som den medisinske behandlingen av barna. Samspillet med foreldrene har to dimensjoner: emosjonell støtte og opplæring.

Fødselen av et barn som trenger neonatal behandling, er ofte et sjokk for foreldrene. Sykehusmiljøet, slangene og ledningene og usikkerheten rundt barnets helse kan føre til frykt, forvirring og skyldfølelse. Nyfødtsykepleieren er ofte den første som etablerer et tillitsforhold til foreldrene og tilbyr dem et oppmerksomt øre og emosjonell støtte. Hun gir foreldrene trygghet, veileder dem gjennom den første kontakten med barnet og oppmuntrer dem til å ta på, snakke og synge med barnet, noe som styrker et viktig bånd.

Men i tillegg til å gi støtte, spiller sykepleieren også en viktig rolle i opplæringen. Hun gir foreldrene en innføring i grunnleggende pleie av det nyfødte barnet, lærer dem å gjenkjenne tegn på trivsel og uro og informerer dem om de ulike behandlingene og prosedyrene barnet kan gjennomgå. Denne kunnskapsoverføringen er avgjørende for at foreldrene skal føle seg delaktige, kompetente og trygge i omsorgen for barnet, både på sykehuset og hjemme.

Kursene kan omfatte en rekke emner, fra ernæring til tidlig stimulering og metoder for å berolige en urolig nyfødt. Samtidig som foreldrene lærer teknikker og gester, lærer de også å lese og forstå babyen sin, å tyde hvert eneste skrik, hvert eneste smil og hver eneste bevegelse.

Det hender også at sykepleieren må ta opp mer følsomme temaer, for eksempel medisinske komplikasjoner, langsiktige perspektiver eller vanskelige behandlingsbeslutninger. Da er det viktig med ærlighet, medfølelse og tydelighet.

Samspillet med foreldre på nyfødtavdelingen er en delikat dans mellom hode og hjerte. Sykepleieren bidrar med kunnskap og ferdigheter, men også med empati og medfølelse. Gjennom dette prismet ser hun ikke bare et barn som trenger medisinsk behandling, men også en familie som er i ferd med å etablere seg og som prøver å finne seg til rette i en ny og ukjent verden. Ved å støtte og opplyse blir hun et fyrtårn for disse familiene, og veileder dem gjennom stormene og inn i roligere farvann.

Kapittel 4

SPESIFIKKE BEHANDLINGER FOR TIDLIG FØDTE BARN

Forstå fysiologien til for tidlig fødte barn

Å oppdage verden før termin gjør hvert prematurt barn til et unikt vesen, med en fysiologi som er spesielt tilpasset barnets tilstand. Forståelsen av denne fysiologien åpner et vindu mot en verden der hver eneste kroppsfunksjon befinner seg i skjæringspunktet mellom tilpasning og sårbarhet.

Avhengig av svangerskapslengde har for tidlig fødte barn ikke rukket å utvikle alle de fysiologiske mekanismene som er viktige for livet utenfor livmoren. Den tynne, gjennomskinnelige huden er for eksempel mindre effektiv til å holde på varmen, noe som gjør dem mer utsatt for hypotermi. For å kompensere for dette kan det for tidlig fødte barnet ha høyere hjertefrekvens og stoffskifte i et forsøk på å produsere mer varme.

Åndedrettssystemet, som ofte er det som påvirkes mest av prematuritet, kjennetegnes av mindre utviklede lunger og et underskudd på overflateaktivt middel, stoffet som hindrer alveolene i å kollapse. Dette gjør det vanskeligere for premature barn å puste og utsetter dem for sykdommer som hyalin membransykdom.

Fordøyelsessystemet til premature barn er også umodent. Magen er liten, og evnen til å fordøye og absorbere næringsstoffer er begrenset. I tillegg er koordinasjonen mellom suging, svelging og pusting ikke alltid perfekt, noe som kan gjøre det vanskelig å mate med bryst eller flaske i begynnelsen.

Immunsystemet er et annet sårbart område. For tidlig fødte barn, som ikke har fått det totale inntaket av antistoffer fra moren som skjer på slutten av svangerskapet, er mer utsatt for infeksjoner. Heldigvis utgjør råmelken, som er rik på beskyttende stoffer, en første forsvarsbarriere når moren er i stand til å amme.

Fra et nevrologisk synspunkt er hjernen til premature barn fortsatt under utvikling. Hjernestrukturer som ventriklene og den hvite substansen er spesielt følsomme for angrep, enten de er mekaniske, som blødning, eller biokjemiske, som anoksi.

Til tross for disse fysiologiske utfordringene har premature barn også en utrolig evne til motstandskraft og tilpasning. Med riktig pleie og et egnet miljø tar de fleste av disse barna igjen for tidlig fødte barn, både fysisk og nevrologisk.

Når vi dykker ned i fysiologien til for tidlig fødte barn, oppdager vi en verden der skjørhet møter styrke, der hver dag er en seier og hvert skritt fremover en feiring. Det er en gripende påminnelse om livets under og menneskekroppens utrolige evne til å tilpasse seg og overvinne hindringer.

Vanlige medisinske utfordringer : åndedrettsbesvær, gulsott, infeksjoner

Nyfødtavdelingen sammenlignes ofte med en sone med høy årvåkenhet, der medisinske team hvert sekund står overfor krevende medisinske utfordringer som er avgjørende for nyfødte barns liv. Det er særlig tre utfordringer som skiller seg ut: åndedrettsproblemer, gulsott og infeksjoner.

1. Åndedrettsbesvær :
Den første store testen for mange for tidlig fødte barn er selve pusten. De umodne lungene kan mangle surfaktant, det verdifulle stoffet som holder alveolene åpne. Denne mangelen kan føre til hyalin membransykdom, der lungene ikke kan utvide seg ordentlig. Berørte spedbarn puster ofte raskt, får blåaktig hud og trekker seg sammen. For å

håndtere dette kan det være nødvendig med eksogen tilførsel av surfaktant og respiratorstøtte.

2. Gulsott :

Gulsott er nesten trivielt, men ikke uten risiko, og skyldes opphopning av bilirubin i blodet. Bilirubin, som dannes når røde blodlegemer brytes ned, elimineres normalt av leveren. Men hos nyfødte, spesielt premature, kan denne elimineringen være forsinket. Huden og øynene får da et gulaktig skjær. I de fleste tilfeller er lysbehandling, der babyen plasseres under et spesielt lys, nok til å løse problemet. Men hvis det ignoreres eller behandles dårlig, kan alvorlig gulsott føre til irreversible hjerneskader.

3. Infeksjoner :

Immunforsvaret til nyfødte barn, spesielt premature, er fortsatt under utvikling, noe som gjør dem mer sårbare for bakterie-, virus- og soppinfeksjoner. Disse infeksjonene kan oppstå i livmoren, under fødselen eller etter fødselen. Symptomene er ofte subtile: sløvhet, dårlig matinntak eller termisk ustabilitet. Konsekvensene kan imidlertid være alvorlige og kreve rask behandling med antibiotika eller andre legemidler. Forebygging, gjennom streng hygiene og noen ganger profylaktisk administrering av antibiotika, er avgjørende.

I møte med disse utfordringene er det nyfødtmedisinske teamets rolle ikke bare å diagnostisere og behandle nøyaktig, men også å forutse, utdanne og støtte familiene. For enhver medisinsk utfordring er også en følelsesmessig reise for foreldrene, og det å veilede dem gjennom denne berg- og dalbanen er en viktig del av den omfattende nyfødtomsorgen.

Hensiktsmessige pleieteknikker: ventilasjon, lysbehandling, ernæring

På neonatalavdelingen, der de minste pasientene kjemper for livet, er pleieteknikker som er spesielt tilpasset deres behov, legeteamenes skjold og sverd. Ventilasjon, lysbehandling og ernæring er de tre grunnpilarene i disse teknikkene, som hver for seg svarer på spesifikke medisinske utfordringer.

1. Ventilasjon :
Evnen til å puste er livsviktig, men er likevel en av de største utfordringene for premature barn. Det umodne åndedrettssystemet deres krever ofte hjelp:

- **Ikke-invasiv ventilasjon:** Metoder som CPAP (Continuous Positive Airway Pressure) holder luftveiene åpne ved hjelp av konstant lufttrykk, noe som gjør det lettere å puste uten behov for intubering.
- **Mekanisk ventilasjon:** I mer alvorlige tilfeller overtar en maskin barnets pusting gjennom en trakealintubasjon. Nøkkelen er å justere trykk, volum og frekvens nøye for å minimere lungeskader.
- **Surfaktant :** Dette stoffet, som administreres direkte i lungene, bidrar til å forhindre alveolær kollaps, noe som er vanlig hos spedbarn med hyalin membransykdom.

2. Lysbehandling :
I møte med den stille trusselen om gulsott er lysbehandling en skånsom, men effektiv metode:

- **Blått lys:** Spedbarn plasseres under et spesielt blått lys. Dette lyset omdanner bilirubin, som hoper seg opp i blodet og huden, til en mer løselig form som kan elimineres gjennom urin og avføring.
- **Fiberoptikk:** I noen tilfeller brukes et fiberoptisk teppe eller en lysmadrass, noe som har den fordelen at kontakten mellom foreldre og barn blir mindre avbrutt.

3. Strømforsyning :

Ernæring er drivkraften for utvikling. For et for tidlig født barn er ernæring ikke bare en nødvendighet, det er en terapi:

- **Sondeernæring:** Fra og med små mengder gis morsmelk eller en spesiell morsmelkerstatning direkte i barnets mage eller tarm ved hjelp av en sonde.
- **Amming og flaskemating:** Når barnet **ammes og mates** med **flaske så** snart det er klart for det, styrker det båndet mellom foreldre og barn og bidrar til bedre koordinering av suging og svelging.
- **Tilskudd: For** tidlig fødte barn kan trenge ekstra næringsstoffer for å støtte den raske veksten, enten i morsmelken eller i morsmelkerstatningen.

Ved hjelp av disse teknikkene arbeider neonatalteamet utrettelig for å imøtekomme de nyfødte barnas spesifikke behov. Hvert inngrep er en kombinasjon av kunst og vitenskap, styrt av inngående kunnskap om det for tidlig fødte barnets fysiologi og en urokkelig vilje til å gi hvert enkelt barn en best mulig start på livet.

Kapittel 5

NØDSITUASJONER OG TEKNISKE BEVEGELSER

Gjenkjenne en nødsituasjon innen neonatologi

Nødsituasjoner innen neonatologi kan utvikle seg raskt og forvandle en stabil situasjon til en livstruende krise på et øyeblikk. Evnen til å gjenkjenne og respondere raskt på slike nødsituasjoner er avgjørende for å ivareta sikkerheten og velværet til skjøre nyfødte. Her er noen advarselstegn og symptomer som kan indikere en krisesituasjon:

1. Åndedrettsbesvær :
    Rask eller overfladisk pust, ofte ledsaget av en knirkende lyd.
    Retraksjoner, der huden mellom ribbeina, rundt halsen eller under ribbeina trekkes sammen ved hvert åndedrag.
    Cyanose, et blåaktig skjær i huden, spesielt rundt leppene og fingrene, indikerer lav oksygenering.
    Apnéer, pustepauser som varer i mer enn 20 sekunder.
2. Kardiovaskulær ustabilitet :
    Bradykardi, et betydelig fall i hjertefrekvensen.
    Hjertebank eller hjertearytmier.
    Lav perfusjon, indikert av kald, blek eller flekkete hud og forlenget kapillærfyllingstid.
3. Nevrologiske problemer :
    Kramper, som kan vise seg som rykkvise bevegelser, øyedreining eller stivhet.
    Sløvhet eller manglende reaksjonsevne, der barnet reagerer mindre på stimuli.
    Ekstrem irritabilitet eller utrøstelig gråt.
4. Kosthold og gastrointestinale problemer :
    Gjentatt matvegring eller hyppige oppstøt.
    Utspiling eller hardhet i buken.
    Biliøs, grønnaktig oppkast, noe som tyder på mulig tarmobstruksjon.
    Blod i avføringen.

5. Tegn på infeksjon :
- Ustabil kroppstemperatur, enten feber eller hypotermi.
- Sløvhet eller irritabilitet.
- Lavt matinntak.
- Blek eller gråaktig hudfarge.

Rask intervensjon er avgjørende innen neonatologi. Tidlig gjenkjenning av akuttmedisinske tegn, etterfulgt av umiddelbar medisinsk intervensjon, kan utgjøre forskjellen mellom et gunstig utfall og alvorlige komplikasjoner. Derfor er kontinuerlig opplæring og trening av pleiepersonalet og etablering av klare akuttprotokoller avgjørende på dette følsomme og viktige medisinske området.

Akuttprosedyrer: HLR på nyfødte, intubasjon, venekanyler

Neonatologi, med sine skjøre pasienter og spesifikke behov, krever rask og kompetent inngripen i nødsituasjoner. Neonatale nødprosedyrer krever spesialisert opplæring og perfekt beherskelse av teknikkene, for hvert sekund teller.

1. Neonatal HLR (hjerte-lungeredning) :
Når et nyfødt barn ikke puster eller ikke har noen merkbar puls ved fødselen, utføres neonatal HLR.
- **Innledende vurdering:** Rask undersøkelse av barnets pust, muskeltonus og farge.
- **Ventilasjon:** Hvis barnet ikke puster eller puster uregelmessig, må ventilasjon prioriteres. Bruk ansiktsmaske og pose til å gi innblåsninger.
- **Brystkompresjoner:** Hvis pulsen forblir under 60 slag per minutt til tross for effektiv ventilasjon, start brystkompresjoner kombinert med ventilasjon i forholdet 3:1.

- **Medisinering:** Hvis de ovennevnte tiltakene ikke er effektive, kan legemidler som adrenalin administreres.
2. Intubasjon :
Når ventilasjon med maske og pose ikke er tilstrekkelig, eller når langvarig ventilasjon er nødvendig, kan det være nødvendig med intubasjon.
- **Valg av sonde:** Velg riktig sondestørrelse for den nyfødte.
- **Posisjonering:** Plasser babyen i "rosenduft"-stilling med lett forlenget nakke.
- **Innføring:** Før endotrakealtuben inn i luftrøret og bekreft plasseringen ved hjelp av auskultasjon og måling av utåndet CO_2.
- **Sikring:** Sikre sonden for å forhindre utilsiktet bevegelse.
3. Venøse veier :
For å administrere medisiner, næringsstoffer eller væske er det noen ganger nødvendig å etablere venøs tilgang hos nyfødte.
- **Navlevenen:** En av de vanligste metodene som brukes på nyfødte, er bruk av navlevener. Navlevenekatetre kan gi rask tilgang for administrering av medikamenter og væsker.
- **Perifer vene: For** kortvarig tilgang kan en perifer vene, vanligvis i armen eller benet, brukes.
- **PICC (perifert innsatt sentralt kateter):** For lengre tilgang eller for å administrere legemidler som ikke kan administreres perifert, kan man legge inn en PICC.

Alle nyfødtprosedyrer krever presisjon, ekspertise og oppmerksomhet på detaljer. I disse øyeblikkene hvor det haster, må det medisinske teamet ikke bare besitte tekniske ferdigheter, men også samarbeide synkront og alltid sørge for den nyfødtes velvære og sikkerhet.

Samarbeid med det medisinske teamet: arbeid i synergi

I neonatologiens intense og ofte uforutsigbare verden er tverrfaglig samarbeid mer enn bare et begrep - det er en livsnødvendighet. Den tverrfaglige nyfødtomsorgen krever synergi mellom ulike helseprofesjoner for å sikre best mulig resultat for disse små pasientene.

1. Forståelse av roller :
Hvert medlem av teamet har en tydelig og viktig rolle.

- **Neonatolog:** En legespesialist som overvåker all pleie og tar viktige beslutninger om pleie av nyfødte barn.
- **Nyfødtsykepleieren:** Gir direkte pleie til det nyfødte barnet, overvåker kontinuerlig barnets tilstand og formidler sine observasjoner til teamet.
- **Lungeterapeuter:** De er eksperter på ventilasjon og respirasjonsstøtte og spiller en viktig rolle når spedbarn har lungeproblemer.
- **Farmasøyten:** Sikrer at legemidlene er egnet for pasienten, i riktige doser og uten farlige interaksjoner.

2. Effektiv kommunikasjon :
I dette høyspente miljøet er tydelig og rask kommunikasjon avgjørende. Teamene må jevnlig gjennomgå pasientenes tilstand, diskutere behandlingsplaner og sørge for at alle er på bølgelengde.

3. Kollegiale beslutninger :
Neonatale situasjoner er ofte ikke svart-hvitt. Dette krever at teamet kommer sammen for å diskutere de beste behandlingsstrategiene og avveie fordeler og risikoer ved hver enkelt beslutning.

4. Felles trening og simuleringer :
Ved å organisere felles opplæringsøkter, der ulike helsearbeidere lærer og trener sammen, styrker man den gjensidige rolleforståelsen og forbedrer koordineringen i reelle situasjoner.

5. Emosjonell støtte :
I situasjoner som ofte er følelsesmessig ladet, er det avgjørende at teammedlemmene støtter hverandre og anerkjenner verdien og viktigheten av hverandres arbeid.

6. Inkludering av foreldre :
Det medisinske teamet må også ha et tett samarbeid med foreldrene og se på dem som viktige partnere i omsorgen for barnet. Foreldrenes engasjement og opplæring i nyfødtomsorgen er avgjørende.

Neonatologi er et område der livet til et nyfødt barn kan avhenge av hvor godt det medisinske teamet samarbeider. Det er denne alkymien, denne synergien mellom fagpersoner, som forvandler en gruppe individer til en sammenhengende enhet som er i stand til å overvinne utfordringer og gi best mulig omsorg til disse sårbare pasientene.

Kapittel 6

PSYKOLOGISKE DIMENSJONER OG FØLELSESMESSIG

Emosjonell motstandskraft i møte med utfordringer

Neonatalavdelingen er en verden av sterke kontraster: øyeblikk av ren glede når et barn passerer en medisinsk milepæl, og øyeblikk av dyp sorg når uventede komplikasjoner oppstår. Det er et sted der seire feires med lidenskap og tap sørges like intenst. For helsepersonellet som jobber der, er det ikke bare ønskelig, men helt avgjørende å utvikle emosjonell robusthet.

1. Forståelse av arbeidets art :
Det ligger i nyfødtomsorgens natur at man arbeider med noen av de mest sårbare pasientene. Sykepleiere og leger må være forberedt på å håndtere situasjoner der utfallet kan være uforutsigbart, selv om de gjør sitt beste.

2. Utøvelse av egenomsorg :
Det er viktig at helsepersonell tar seg tid til seg selv, enten det er gjennom hobbyer, trening, meditasjon eller andre aktiviteter som hjelper dem å lade batteriene.

3. Finne støtte :
Å dele erfaringer og følelser med kolleger eller gjennom støttegrupper kan bidra til å håndtere vanskelige følelser. De forstår de spesifikke utfordringene i jobben og kan bidra med et verdifullt perspektiv.

4. Klinisk veiledning :
Å ha regelmessige samtaler med en fagperson for å diskutere vanskelige saker og den følelsesmessige påvirkningen de kan ha, er en nyttig strategi for mange.

5. Videreutdanning :
Utdanning og opplæring kan styrke følelsen av kompetanse og redusere angst og usikkerhet i anspente situasjoner.

6. Aksepter følelsene dine :
Det er normalt å kjenne på en rekke følelser, fra øyeblikk av ekstase til øyeblikk av dyp sorg. Å anerkjenne og akseptere disse følelsene, i stedet for å undertrykke dem, er et viktig skritt i utviklingen av motstandskraft.

7. Sette grenser :
For å unngå utbrenthet er det viktig å vite når man skal si nei eller ta en fridag.

8. Husk hvorfor :
Hvis man stadig vender tilbake til den grunnleggende grunnen til at man valgte dette yrket, kan det bidra til å sette utfordringene i perspektiv. Gleden ved å hjelpe et nyfødt barn til å trives er umåtelig stor.

Neonatalpersonell har en utrolig styrke kombinert med stor følsomhet. Denne unike kombinasjonen gjør dem i stand til å gi eksepsjonell omsorg. Men det kan også gjøre dem spesielt sårbare for følelsesmessige traumer. Ved aktivt å utvikle motstandskraft kan de fortsette å gi verdifull støtte samtidig som de tar vare på sitt eget følelsesmessige velvære.

Støtte til foreldre : fra medfølelse til utdanning

Å komme inn i neonatologiens verden er ofte en uventet reise for mange foreldre. Drømmer om søte vuggesanger og de første smilene blir plutselig avbrutt av pipende monitorer, det blålige lyset fra lysbehandling og den konstante summen fra kuvøser. For foreldrene er denne nye verdenen overveldende, kompleks og skremmende. Og det er her nyfødtsykepleieren spiller en avgjørende rolle, ikke bare med sin medisinske kompetanse, men også med sin uunnværlige menneskelige støtte.

Alt begynner med medfølelse. Foreldre blir ofte overveldet av en strøm av motstridende følelser: håp, frykt, skyldfølelse og kjærlighet. Det er viktig å anerkjenne deres sårbarhet, lytte til dem uten å dømme dem og gi dem rom til å uttrykke følelsene sine. En enkel gest, som en hånd på skulderen, kan være en uvurderlig trøst.

Men støtten stopper ikke ved medfølelse. Opplæring spiller også en avgjørende rolle. Foreldre er ivrige etter å forstå hva som skjer, å avkode komplekse medisinske termer, å lære om maskinene som omgir barnet og å tolke signalene barnet sender dem. Som bindeledd mellom den medisinske verdenen og foreldrenes verden er sykepleiere i en ideell posisjon til å bygge bro over dette gapet. Ved å forklare klart og tydelig, demonstrere prosedyrer og fremfor alt oppmuntre foreldrene til å stille spørsmål, forvandler de dem gradvis fra engstelige tilskuere til aktive partnere i omsorgen.

Støtte til foreldrene er også forankret i respekt for deres rolle. Til tross for det medisinske miljøet er det viktig å minne dem på at dette er deres barn. Dette innebærer å oppmuntre dem til å delta i den daglige omsorgen, til å etablere et hud-mot-hud-bånd, til å synge for barnet og til å feire hver eneste lille seier.

Og til slutt er det viktig å støtte foreldrene når de forbereder seg på å forlate sykehuset. Å forlate neonatalavdelingen er et stort skritt, fullt av forventning, men også engstelse. Ved å gi dem kunnskap og selvtillit til å ta seg av barnet hjemme, styrker vi deres evne til å ta på seg foreldrerollen fullt ut.

Å støtte foreldre på neonatalavdelingen er en delikat dans mellom medfølelse og opplæring. Det er en felles reise, der hvert skritt, hvert smil og hver tåre skaper en allianse med det endelige målet å se hvert enkelt barn blomstre. Og på denne reisen er sykepleieren både guide, lærer og følgesvenn.

Stressmestring og viktigheten av egenomsorg

Å jobbe på en neonatologisk avdeling er ikke en oppgave for de som har et svakt hjerte. Hver dag blir sykepleierne konfrontert med vanskelige situasjoner der mye står på spill og følelsene er sterke. I dette turbulente miljøet er stressmestring og egenomsorg ikke bare luksus, men en livsnødvendighet, både for sykepleierens personlige velvære og for kvaliteten på omsorgen som gis til de små pasientene og familiene deres.

Selv om stress ofte oppfattes som en fiende, er det faktisk kroppens naturlige respons på utfordringer. Det skjerper sansene, forbereder oss på handling og kan til og med forbedre prestasjonene på kort sikt. Men når stresset blir kronisk, kan det tære på den mentale, fysiske og emosjonelle helsen og føre til utbrenthet, depresjon og andre sykdommer.

Å ta vare på seg selv betyr at man anerkjenner og responderer på sine egne behov. Det er en proaktiv måte å holde det emosjonelle reservoaret fullt på, slik at du kan gi til andre uten å bli utbrent. Slik kan sykepleiere innlemme denne viktige praksisen i sine rutiner:

1. Selvinnsikt: Det er viktig å lytte til seg selv, gjenkjenne tegn på stress eller utmattelse og handle deretter. Noen ganger kan det å ta seg tid til å puste, meditere eller bare strekke på seg gjøre hele forskjellen.

2. Sunne grenser: Forstå at det å si nei eller be om hjelp ikke er et tegn på svakhet, men snarere en bekreftelse på egne grenser.

3. Kosthold og trening: Å spise sunt og trene regelmessig er ikke bare bra for kroppen, men også for sinnet. Det kan bidra til å håndtere stress og forbedre humøret.

4. Ta en pause og koble av: I en verden som alltid er tilkoblet, er det viktig å tillate seg selv å koble av, enten det er ved å ta ferie eller bare gå en tur uten telefonen.

5. Sosial støtte: Å dele erfaringer og følelser med kolleger, venner eller familie kan gi uvurderlig perspektiv og trygghet.

6. Løpende opplæring: Noen ganger kommer stress fra følelsen av å ikke strekke til. Kontinuerlig opplæring kan styrke selvtilliten og utvide kompetansen din.

7. Lidenskaper og hobbyer: Å ha en aktivitet utenfor jobben som gir glede, kan fungere som en flukt og lade batteriene.

8. Profesjonell rådgivning: Når stress eller følelser blir for mye, kan det være nyttig å oppsøke psykisk helsepersonell.

I neonatologi, der hvert øyeblikk teller, er det å ta vare på seg selv ikke en egoistisk handling, men en plikt. Det er ved å lade opp batteriene at sykepleierne kan gi det beste av seg selv og navigere elegant og effektivt gjennom stormer og rolige øyeblikk i dette unike yrket.

Kapittel 7

ARBEIDE I TEAM

Teamdynamikk i neonatologi

På neonatologisk avdeling, der maskiners piping blander seg med foreldrenes stille hvisking og spedbarns gråt, er det én konstant: dynamikken i teamet. Som i en velorkestrert symfoni spiller hvert medlem en unik, men viktig tone og bidrar til en melodi som er større enn summen av delene.

Neonatalteamet er et kaleidoskop av ferdigheter, kulturer og perspektiver. Alt fra sykepleiere til neonatologer, ernæringsfysiologer, fysioterapeuter, sosionomer og teknikere bidrar med sin ekspertise for å sikre den mest omfattende omsorgen for premature og syke barn.

Dette mangfoldet er en ressurs, men også en utfordring. Hvert medlem må ikke bare utmerke seg på sitt eget felt, men også forstå og sette pris på de andres rolle. Kommunikasjon blir da hjørnesteinen i denne dynamikken. Kommunikasjonen må være klar, konsis og respektfull, slik at potensielle forskjeller blir til muligheter for gjensidig læring.

Tillit er et annet viktig element. I et miljø der beslutninger ofte må tas raskt, må hvert enkelt medlem ha tillit til at de andre handler kompetent og etisk korrekt. Denne tilliten skapes over tid, gjennom suksesser, prøvelser og utfordringer som man overvinner sammen.

Men i tillegg til ferdigheter og kommunikasjon kommer hjertet. Neonatalteamet forenes av en felles lidenskap: de minste og mest sårbare babyenes ve og vel. Dette dype engasjementet skaper et ubrytelig bånd mellom medlemmene. Det er ikke uvanlig å se team som støtter hverandre i vanskelige perioder, feirer små seire sammen eller deler et øyeblikks ettertanke når tristheten rammer.

Teamdynamikken drives også av et konstant ønske om å forbedre seg. Løpende opplæring, casediskusjoner og praksisgjennomganger er øyeblikk der teamet samles for å reflektere, lære og innovere.

Samholdet og komplementariteten i neonatalteamet er enhetens bankende hjerte. Det er et levende bevis på at samarbeid, respekt og lidenskap kan utrette mirakler, selv i de mest kritiske øyeblikkene.

Samarbeid med barneleger, fysioterapeuter, psykologer og andre

Neonatologi er en kompleks verden, der hver dag byr på utfordringer, men også håp og suksess. For å navigere i dette havet av usikkerhet er tverrprofesjonelt samarbeid ikke bare anbefalt, det er avgjørende. Hver enkelt fagperson bidrar med sin spesifikke ekspertise for å skape en helhetlig tilnærming til omsorgen for nyfødte barn og deres familier.

Barneleger står ofte i frontlinjen og bidrar med inngående kunnskap om nyfødtes fysiologi og sykdommer. De veileder teamet gjennom medisinske protokoller, diagnoser og behandlingsplaner. Deres erfaring er avgjørende for å kunne vurdere barnets helse, forutse potensielle komplikasjoner og tilpasse behandlingen deretter.

Fysioterapeuter, eller kinesiologer, spiller en nøkkelrolle i behandlingen av spedbarn med spesifikke respiratoriske behov eller motoriske utfordringer. Deres ekspertise bidrar til å forbedre lungefunksjonen, fremme bedre oksygenering og stimulere tidlig motorisk utvikling, noe som er avgjørende for en god start i livet.

Psykologer har en spesiell rolle å spille. De støtter ikke bare foreldrenes emosjonelle velvære, som ofte er overveldet av angst, skyldfølelse eller sorg, men også det medisinske teamets. De tilbyr et sted å lytte, hjelper til med å oppdage tegn på psykiske problemer og foreslår strategier for å håndtere følelser og stress.

Samarbeidet stopper ikke der. **Dietister sørger for** at hvert enkelt spedbarn får ernæring som er skreddersydd for hans eller hennes spesifikke behov. **Sosialarbeidere** hjelper familiene med å håndtere sosiale og økonomiske utfordringer og med å få tilgang til nødvendige ressurser. **Farmasøyter** sørger for at medisiner administreres på en trygg og effektiv måte.

Dette samarbeidet er forankret i kommunikasjon. Teammøter, saksdiskusjoner og overleveringer er alle gode anledninger til å utveksle informasjon, stille spørsmål og ta informerte beslutninger. Det er en delikat dans der alle må lytte, respektere hverandres ekspertise og hele tiden søke å lære.

Til syvende og sist har dette tverrprofesjonelle samarbeidet bare ett mål: å gi nyfødte barn best mulig sjanse til å overleve og utvikle seg. For i neonatologiens verden teller hver eneste ferdighet, hver eneste gest, og det er sammen, ved å forene våre styrker og kunnskaper, at vi kan utrette de største miraklene.

Tverrprofesjonell kommunikasjon: nøkkelen til samhold

I hjertet av en så ømfintlig avdeling som neonatologi, der hvert sekund teller og hver avgjørelse kan få uopprettelige konsekvenser, ligger et viktig element: tverrprofesjonell kommunikasjon. Det er denne kommunikasjonen som danner grunnlaget for den harmoniske omsorgen for spedbarn og deres familier.

Kommunikasjon mellom helsepersonell er ikke bare utveksling av informasjon. Det er en nyansert dialog som krever klarhet, presisjon, aktiv lytting og gjensidig respekt. Hvert medlem av teamet, enten det er sykepleier, barnelege, fysioterapeut, psykolog eller andre, har en brikke i puslespillet, og det er bare ved å sette disse brikkene sammen at vi kan få et fullstendig og klart bilde av situasjonen.

Verdien av denne kommunikasjonen kan ses på flere måter. For det første sikrer den kontinuitet i pleien. Når en fagperson formidler nøyaktig informasjon om et nyfødt barns helsetilstand, kan neste teammedlem ta over uten å miste tid. Denne smidigheten er avgjørende, særlig i kritiske øyeblikk.

For det andre legger det til rette for felles beslutningstaking. I komplekse situasjoner der det finnes flere mulige tilnærminger, må teamet samarbeide for å velge den beste fremgangsmåten. Disse tverrfaglige diskusjonene gjør det mulig å kombinere ekspertise, vurdere fordelene og risikoen ved hvert alternativ og komme frem til en informert konsensus.

Men tverrprofesjonell kommunikasjon går utover de rent kliniske aspektene. Den spiller også en viktig rolle for å opprettholde samholdet i teamet. Å jobbe i et så krevende miljø som neonatologi kan skape spenninger. Åpen kommunikasjon bidrar til å dempe potensielle konflikter, oppklare misforståelser og styrke båndene mellom teammedlemmene.

Det skaper også et rom for faglig utvikling. Ved å utveksle erfaringer, stille spørsmål og dele kunnskap beriker fagpersoner hverandre. Disse interaksjonene blir ikke bare samtaler, men også muligheter til å lære, stille spørsmål og tenke nytt.

Tverrprofesjonell kommunikasjon er livsnerven i neonatalavdelingen. Det gjenspeiler en grunnleggende realitet: I en verden der livene til de minste og skjøreste babyene står på spill, er det bare ved å samarbeide, snakke samme språk og dele de samme verdiene at vi kan tilby best mulig pleie.

Kapittel 8

ETIKK OG DILEMMAER I NEONATOLOGI

Introduksjon til medisinsk etikk spesifikt for neonatologi

Medisinsk etikk, det moralske kompasset som veileder helsepersonell i deres valg og handlinger, får en særlig sterk dimensjon innen neonatologi. I denne spesialiteten, der livet ofte begynner med en kamp, er alle avgjørelser fulle av konsekvenser og preget av iboende etiske dilemmaer.

Neonatologi er åstedet for situasjoner der grensen mellom liv og død kan være hårfin. Når vi står overfor et for tidlig født barn eller et barn som lider av en alvorlig sykdom, når skal vi gripe inn, og hvor langt skal vi gå? Den hårfine balansen mellom å bevare liv for enhver pris og ikke påføre unødig lidelse eller redusert livskvalitet er kjernen i de etiske problemstillingene.

Flere grunnleggende spørsmål melder seg:

Terapeutisk overdrivelse: Hvor langt skal vi gå i omsorgen for et nyfødt barn? Finnes det et punkt der vi må erkjenne at fortsatt invasiv behandling kan være mer skadelig enn nyttig?

Foreldrenes autonomi: Det er viktig å respektere foreldrenes ønsker og overbevisninger, men hvordan kan foreldrenes autonomi forenes med hva som er medisinsk riktig for barnet? Og hva bør man gjøre når foreldrenes overbevisninger kommer i konflikt med medisinske anbefalinger?

Livskvalitet: Hvordan vurderes og tas det hensyn til nyfødtes fremtidige livskvalitet når medisinske beslutninger tas? Er det etisk riktig å ta avgjørelser basert på ofte usikre prognoser om hvilke utfordringer barnet kan møte i fremtiden?

Begrensede ressurser: I en verden der de medisinske ressursene ofte er begrensede, hvordan avgjøres fordelingen av intensivbehandling av nyfødte? Hvilke kriterier bør brukes for å avgjøre hvem som skal få behandling i situasjoner med ressursknapphet?

Det ligger i neonatologiens natur at pleierne regelmessig konfronteres med slike dilemmaer. Hver eneste avgjørelse er preget av en dyp følelse av medmenneskelighet, et konstant spørsmål om hva som er "riktig" eller "godt". Dette er et fagfelt der etikken ikke er en abstrakt refleksjon, men en daglig realitet, nedfelt i øynene til et nyfødt barn, i håpet til en forelder, i hånden som gir pleie.

Etikk i neonatologi er derfor en invitasjon til dyp refleksjon, ydmykhet og informert beslutningstaking, alltid i den nyfødtes og familiens interesse. Det er en påminnelse om at det bak enhver medisinsk handling ligger en historie, et liv og et enormt ansvar.

Vanskelige beslutninger : når og hvordan man skal gripe inn

Neonatologi er en verden der hver eneste beslutning kan ha stor betydning. I spennet mellom medisinsk vitenskap, foreldrenes ønsker og det nyfødte barnets ve og vel må helsepersonell ofte navigere i grumsete farvann for å finne den beste veien å gå. Når et barns medisinske situasjon er kompleks eller usikker, kan det være en stor utfordring å ta den "riktige" beslutningen.

Medisinsk vurdering: Det hele starter med en grundig medisinsk vurdering. Hvordan er det nyfødte barnets nåværende situasjon? Hva er barnets umiddelbare behov? Hvordan vil det utvikle seg på kort og lang sikt? Selv om medisinen kan gi mange svar, er den også beheftet med usikkerhet. Det er avgjørende at omsorgspersonene anerkjenner og kommuniserer denne usikkerheten til teamet og foreldrene.

Hensynet til foreldrene: Foreldrene er barnets viktigste advokater. Deres ønsker, håp, frykt og overbevisninger må lyttes til og tas hensyn til. Denne aktive lyttingen danner grunnlaget for et gjensidig tillitsforhold, noe som er avgjørende for felles beslutningstaking.

Etiske dilemmaer: I noen tilfeller er det ikke klart hvilken vei man skal gå. Fortsatt aggressiv behandling kan forlenge livet, men til hvilken pris for barnet? Noen ganger er det mest medmenneskelige valget å gi palliativ behandling med fokus på trøst fremfor helbredelse. Disse beslutningene, som i høyeste grad er etiske, krever refleksjon, dialog og ofte støtte fra en etisk komité.

Åpen kommunikasjon: Når vanskelige avgjørelser skal tas, er kommunikasjon mellom alle involverte avgjørende. Leger, sykepleiere og annet helsepersonell må dele informasjon på en tydelig, åpen og empatisk måte, slik at foreldrene kan forstå situasjonen og delta aktivt.

Psykologisk støtte: Beslutninger som tas i forbindelse med et nyfødt barn, kan ha store følelsesmessige konsekvenser, ikke bare for foreldrene, men også for omsorgspersonene. Psykologisk støtte, enten det er fra psykologer, sosialarbeidere eller støttegrupper, er viktig for å hjelpe alle med å navigere i dette turbulente farvannet.

Anerkjennelse av sorg: I situasjoner der et nyfødt barn er i ferd med å dø eller allerede har dødd, er det avgjørende å anerkjenne og respektere sorgprosessen. Hvert medlem av teamet må nærme seg denne fasen med sensitivitet og gi foreldrene den plassen, tiden og støtten de trenger for å takle tapet.

Å ta beslutninger innen neonatologi er en vanskelig kunst, en balansegang mellom vitenskap, etikk og medmenneskelighet. I denne kontinuerlige søken etter det beste for det nyfødte barnet og dets familie må alle fagpersoner utvise kompetanse, medfølelse og mot.

Arbeid med familier : respekt for tro og ønsker

Nyfødtavdelingen, med sin dempede belysning, myke pipelyder og skjøre beboere, er et sted med sterke følelser. For familiene er det et sted der håp og angst lever side om side. I denne sammenhengen blir samarbeidet mellom pleierne og familiene en sentral del av omsorgen. Sentralt i denne alliansen står behovet for å anerkjenne og respektere foreldrenes tro og ønsker.

Aktiv lytting: Først og fremst er det viktig å lytte. Foreldre, som ofte er overveldet av situasjonen, trenger å føle at deres frykt, håp og overbevisning blir hørt. Lytting er mer enn bare å lytte: Det innebærer å være fullt og helt til stede, ha et åpent sinn og reagere med empati.

Åpen dialog: Når du har lyttet, kan dialogen begynne. Dette innebærer en ærlig dialog der medisinsk informasjon deles på en tydelig måte, slik at foreldrene kan forstå barnets situasjon. Til gjengjeld får helsepersonell mulighet til å høre og forstå foreldrenes perspektiver og ønsker.

Ta hensyn til livssyn: Hver familie har sin egen kulturelle, religiøse og etiske bagasje. Enten det dreier seg om en tro på livets verdi, en rituell praksis eller en alternativ tilnærming til pleie, må denne troen anerkjennes og, så langt det er mulig, innarbeides i pleieplanen.

Felles beslutningstaking: Ideelt sett bør beslutninger om omsorgen for nyfødte tas av omsorgspersoner og foreldre i fellesskap. Denne samarbeidstilnærmingen sikrer at barnets ve og vel alltid står i sentrum, samtidig som foreldrenes autonomi respekteres.

Mekling: I noen situasjoner kan det, til tross for de beste intensjoner, oppstå uenigheter mellom det medisinske teamet og foreldrene. I stedet for å la disse spenningene eskalere, kan mekling, enten den utføres av en ekstern fagperson eller et opplært medlem av teamet, gi rom for å utforske disse uenighetene og finne et felles grunnlag.

Løpende opplæring: Å respektere familiens tro og ønsker krever spesifikke ferdigheter. Det er derfor avgjørende at nyfødtpersonell får kontinuerlig opplæring i kommunikasjonsferdigheter, kultursensitivitet og medisinsk etikk.

Å jobbe med familier innen neonatologi er en reise fylt med utfordringer, men også med store fordeler. Ved å sette relasjonen i sentrum for omsorgen og fremme gjensidig respekt og forståelse er det mulig å gjøre den medisinske reisen til en berikende og human opplevelse for alle involverte.

Kapittel 9

FORSKNING OG INNOVASJON I NEONATOLOGI

Utviklingen av nyfødtmedisinen : hvor står vi nå?

Neonatalmedisin, en medisinsk spesialitet i skjæringspunktet mellom teknologi, forskning og medmenneskelighet, har gjennomgått store forandringer de siste tiårene. Fra enkel pleie av nyfødte til banebrytende medisinske intervensjoner har den hele tiden flyttet grensene for hva som er mulig. Men hvor står vi i dag?

En beskjeden begynnelse: I neonatologiens første år var ressursene begrenset. For tidlig fødte barn ble plassert i rudimentære "kuvøser", ofte med lite håp om overlevelse for dem som ble født svært tidlig. Fremskrittene var hovedsakelig fokusert på ernæring og infeksjonskontroll.

Den teknologiske revolusjonen: Over tid har teknologien gjort spektakulære sprang fremover. Avanserte hjertemonitorer, toppmoderne respiratorer, innovativt oksygenbehandlingsutstyr og mye annet har gjort det mulig å ta vare på stadig yngre babyer, med stadig høyere overlevelsesrate.

Forskning og dens fordeler: Kliniske studier har bidratt til å forbedre pleieprotokollene. Fra oppdagelsen av fordelene med lungesurfaktant for premature barn til betydningen av hud-mot-hud-omsorg for nyfødtes velvære - forskningen har hele tiden økt vår forståelse og forbedret våre tiltak.

Den holistiske tilnærmingen: Moderne neonatologi tar ikke bare vare på den nyfødtes kropp. Den anerkjenner betydningen av miljøet, familien, sansestimulering og menneskelig interaksjon. Dagens neonatologiske avdelinger ligner mindre på sterile operasjonsstuer og mer på varme rom som fremmer utvikling.

Genetikk og persontilpasset medisin: Takket være fremskrittene innen genetikk kan vi nå identifisere visse tilstander på et tidlig stadium og tilpasse behandlingen. Dette åpner for mer målrettede intervensjoner og potensielt forebygging av visse komplikasjoner.

Tverrfaglig samarbeid: Dagens nyfødtomsorg er resultatet av et tett samarbeid mellom ulike faggrupper: barneleger, sykepleiere, fysioterapeuter, ernæringsfysiologer, psykologer og mange andre. Denne integrerte tilnærmingen garanterer en helhetlig behandling av nyfødte barn.

Utfordringene fremover: Selv om neonatologien har gjort store fremskritt, står den overfor nye utfordringer, særlig når det gjelder medisinsk etikk, helsekostnader, rettferdig tilgang til behandling og langtidsbehandling av premature barn.

Neonatalmedisinen gjenspeiler vår evne til å forene vitenskap, teknologi og medmenneskelighet. Den er i stadig utvikling, og vi lærer av fortiden samtidig som vi ser fremover med optimisme og ambisjoner. På hvert trinn bekrefter den sitt dype engasjement for de livene som akkurat har begynt, de små spirene fulle av potensial.

Deltakelse i forskning : viktigheten av å holde seg i forkant

I medisinens hektiske verden er forskning den motoren som driver innovasjon og former fremtiden. Neonatologi, som alle andre medisinske fagområder, er avhengig av kontinuerlige oppdagelser for å forbedre behandlingen, øke overlevelsesraten og gi nyfødte en bedre livskvalitet. Å delta i forskning handler ikke bare om å tilegne seg ny kunnskap; det er avgjørende for å holde seg i forkant av feltet.

Forskning **for bedre** behandling: Hver eneste protokoll, hver eneste behandling og hver eneste teknikk som brukes innen neonatologi, har sitt utspring i forskning. Det er takket være grundige kliniske studier at vi har en bedre forståelse av de spesifikke behovene til for tidlig fødte barn, mekanismene bak nyfødtsykdommer og effekten av intervensjoner på den langsiktige utviklingen.

Global innvirkning: Å delta i forskning betyr å bidra til den globale kunnskapsbasen. Resultatene av en studie kan få konsekvenser langt utover landegrensene, påvirke klinisk praksis over hele verden og gi nye perspektiver.

Faglig anerkjennelse: For helsepersonell styrker forskningsaktiviteten deres troverdighet, posisjonerer dem som opinionsledere og gir dem muligheter for internasjonalt samarbeid.

Forutse **fremtidige utfordringer:** Ved å utforske neonatologiens ukjente terreng kan forskerne forutse og reagere på nye utfordringer. Enten det dreier seg om problemer knyttet til nye sykdommer, komplikasjoner som følge av eksisterende behandlinger eller spørsmål om medisinsk etikk, baner forskningen vei for innovative løsninger.

Fremme en kultur for fremragende forskning: En institusjon eller fagperson som driver med forskning, har en tendens til å fremme en kultur for fremragende forskning, og oppmuntrer hele tiden til å stille spørsmål, lære og forbedre seg.

Tverrfaglig samarbeid: Forskning innen neonatologi er ikke begrenset til barneleger. Den involverer ofte tverrfaglige team, fra biokjemikere til psykologer, noe som beriker den generelle forståelsen av neonatale problemstillinger.

Etikk og humanisme: Å være i forskningsfronten innebærer også grundig etisk refleksjon. Spørsmål om medisinsk intervensjon, samtykke eller langsiktige konsekvenser krever en helhetlig tilnærming som kombinerer vitenskap og humanisme.

Forskning innen neonatologi er en spennende virksomhet som kombinerer håp, besluttsomhet og oppfinnsomhet. Ved å ta aktivt del i forskningen kan fagfolk ikke bare utvide horisonten for faget sitt, men også sikre at omsorgen for de minste og mest sårbare blant oss er basert på den nyeste og mest solide kunnskapen.

Teknologiske innovasjoner og deres innvirkning på pleie og omsorg

Ved inngangen til det 21. århundret er det medisinske landskapet i stadig endring, mye takket være teknologiske nyvinninger. Neonatologi, det følsomme feltet som tar seg av nyfødte barn, er intet unntak. Teknologiske fremskritt har ikke bare flyttet grensene for hva som er medisinsk mulig, men har også endret måten vi tar vare på selv de skjøreste babyene på.

Avanserte skjermer : **Utviklingen** av avanserte monitorer har endret situasjonen. De er i stand til å overvåke nyfødtes vitale tegn i sanntid, for eksempel hjertefrekvens, oksygenmetning og blodtrykk, og gir legeteamene en nøyaktig oversikt over barnets helsetilstand. Dermed kan de gripe inn proaktivt og unngå potensielle komplikasjoner.

Bedre ventilasjon: Moderne respiratorer er mye bedre tilpasset behovene til premature barn. Med mer skånsomme ventilasjonsmoduser minimerer de risikoen for lungeskader samtidig som de sikrer optimal oksygentilførsel.

Telemedisin: Muligheten til å konsultere spesialister på avstand, få tilgang til journaler i sanntid eller overvåke barnets utvikling etter at det har forlatt neonatalavdelingen, revolusjonerer behandlingen. Dette sikrer at alle barn kan dra nytte av den nødvendige ekspertisen, uansett hvor de befinner seg.

Avbildningsutstyr: Teknologier som ultralyd, MR og avansert røntgen gir klare, detaljerte bilder som gjør det mulig å stille mer nøyaktige diagnoser og planlegge inngrep bedre.

Spesialiserte applikasjoner og programvare: Spesialapplikasjoner gjør det nå mulig å overvåke pleie, ernæring, medisinering og utvikling mer nøye. De letter også kommunikasjonen mellom de ulike medlemmene av pleieteamet.

Målrettede behandlinger: Utstyr som lysbehandlingslamper til behandling av nyfødt gulsott eller kuldeterapiapparater for visse hjerneskader gir mer effektive og mindre invasive behandlinger.

Digital interaksjon med familien: Kamerasystemer gjør det mulig for foreldre å se barnet sitt på avstand når de ikke kan være til stede. Dette styrker båndet mellom foreldre og barn og gir viktig emosjonell støtte.

Opplæring og simulering: Takket være hyperrealistiske neonataldukker og simuleringsmiljøer kan helsepersonell trene på å håndtere ulike akuttscenarier og dermed forbedre kvaliteten på pleien.

Teknologiske nyvinninger innen neonatologi har stor betydning: De forbedrer ikke bare overlevelsesraten og langtidsresultatene for nyfødte barn, men også opplevelsen for familier og helsepersonell. I arbeidet med å gi nyfødte en best mulig start på livet er teknologien en uvurderlig alliert, et verktøy som kan gjøre underverker når det brukes med omhu.

Kapittel 10

SYKEPLEIERENS ROLLE I UTDANNINGEN AV FORELDRE

Forberede foreldre på utskriving: opplæring og trening

Å forlate neonatalavdelingen er for mange foreldre en blanding av glede og bekymring. Etter å ha tilbrakt dager, uker eller måneder med å se barnet bli tatt hånd om av et team av fagfolk, kan tanken på å ta over hjemme virke overveldende. Det er her foreldrenes forberedelser, opplæring og trening blir avgjørende.

- **Vurdering av spesifikke behov:** Hver baby og hver familie er unik. Før opplæringen planlegges, er det viktig å vurdere hver enkelt families spesifikke behov, enten det gjelder løpende medisinsk behandling, ernæringsproblemer eller utviklingsmessige behov.
- **Praktiske workshoper:** Det kan arrangeres praktiske økter for å lære foreldrene viktige ferdigheter, for eksempel hvordan de skal mate babyen, gi medisiner eller utføre terapeutisk massasje.
- **Kjennskap til vitale tegn:** Foreldre kan få opplæring i å gjenkjenne babyens vitale tegn, slik at de forstår hva som er normalt og hva som kan trenge medisinsk hjelp.
- **Håndtering av medisinsk utstyr:** Hvis barnet trenger spesifikt utstyr hjemme, må foreldrene få opplæring i bruk og vedlikehold, enten det dreier seg om en hjertemonitor, ernæringspumpe eller respirator.
- **Emosjonell støtte:** Fødselsforberedelser handler ikke bare om fysisk pleie. Foreldre kan trenge støtte til å håndtere angst, stress eller savnet etter en "normal" fødsel.
- **Planlegging av oppfølging:** Organisering av oppfølgingsavtaler, terapitimer eller støttegrupper bidrar til å sikre en smidig overgang til hjemmet og til å fortsette å støtte familien.

Ressurser og nødkontakter: Å gi foreldrene en liste over ressurser, inkludert nødnumre, støttekontakter i hjemmet eller foreldrestøttegrupper, kan gi dem ekstra trygghet.

Integrering av søsken: Det er også viktig å inkludere søsken i prosessen. Å forberede dem på at den nye broren eller søsteren kommer hjem, med de spesielle behovene de måtte ha, er avgjørende for å sikre harmoni i familien.

Råd om hjemmemiljøet: Du kan få anbefalinger om hvordan du kan forberede hjemmet, enten det dreier seg om å forbedre tilgjengeligheten eller å skape et rolig og stimulerende miljø for babyen.

Overgangen fra sykehus til hjemmet er et stort skritt for familiene til nyfødte barn som har hatt behov for nyfødtpleie. Ved å utstyre foreldrene med de nødvendige ferdighetene, kunnskapene og tryggheten, spiller helsepersonell en viktig rolle for å sikre barnets fortsatte velvære og støtte hele familien i dette nye eventyret.

Håndtering av vanskelige situasjoner: dødsfall, dårlige nyheter osv.

Til tross for alle sine undere og suksesser har neonatologien også sine mørke og smertefulle øyeblikk. Sykepleiere og annet helsepersonell står ofte i frontlinjen i slike situasjoner. De konfronteres med foreldrenes smerte, sorg, forvirring og noen ganger sinne. Det er avgjørende å lære seg å navigere i disse øyeblikkene med medfølelse, profesjonalitet og robusthet.

Empatisk kommunikasjon: Å overbringe vanskelige nyheter krever stor følsomhet. Det handler ikke bare om å velge de rette ordene, men også om å lytte, gjenkjenne foreldrenes følelser og tilby umiddelbar støtte.

Rom for sorg: Foreldre som har opplevd et tap eller fått dårlige nyheter, trenger rom for å bearbeide følelsene sine. Enten det dreier seg om et stille rom eller hjelp til å komme seg hjem, er det viktig å gi dem dette pusterommet.

Tilby ressurser: Enten det dreier seg om sorggrupper, terapier eller anbefalt lesning, kan det å henvise foreldre til ressurser hjelpe dem med å håndtere sorgen.

Ritual og minne: For foreldre som har mistet et barn, kan det å skape minner, enten det er bilder, fotavtrykk eller hårlokker, være en verdifull del av sorgprosessen.

Støtte til teamet: Sykepleiere og leger påvirkes også følelsesmessig. Å skape et miljø der de kan dele sine følelser, få psykologisk støtte eller til og med delta i minneritualer, styrker teamets motstandskraft.

Løpende opplæring: Opplæring i hvordan man kommuniserer dårlige nyheter, sorgens psykologi eller krisestøtte kan gi de ansatte de verktøyene de trenger for å håndtere slike situasjoner.

Gjenkjenne tegn på stress: Det er viktig å være oppmerksom på tegn på stress hos foreldre - og også blant teammedlemmene. Det er viktig å gjenkjenne når noen trenger hjelp eller tid til å komme seg.

Inkludering av spesialister: Ved å trekke inn psykologer, sosialarbeidere eller feltprester som kan følge familiene og teamet, kan man tilby ekstra støtte.

Ta et skritt tilbake: Noen ganger er det beste du kan gjøre å ta et skritt tilbake. Det kan innebære å gi foreldrene tid alene med babyen, eller å la et medlem av teamet trekke seg unna situasjonen en stund.

Mørke øyeblikk i neonatologien er en realitet som ingen ønsker å oppleve, men de er uunngåelige. Med opplæring, støtte og åpen kommunikasjon kan disse situasjonene håndteres med den verdigheten, respekten og medfølelsen de fortjener.

Verktøy og ressurser for effektiv kommunikasjon

Kommunikasjon er en sentral pilar i neonatologien. Tydelig, empatisk og presis kommunikasjon er avgjørende mellom pleierne, med foreldrene og noen ganger også med barna selv. Det kan utgjøre forskjellen mellom foreldre som føler seg støttet og informert, og foreldre som føler seg rådville og engstelige. Her er noen viktige verktøy og ressurser for å fremme effektiv kommunikasjon på neonatalavdelingen.

Kommunikasjonstrening: Det finnes mange programmer og workshops som er spesielt utviklet for å trene helsepersonell i empatisk og effektiv kommunikasjon. Disse kursene kan blant annet ta for seg temaer som hvordan man overbringer dårlige nyheter, håndterer følelser eller mekler ved uenighet.

Visuelle verktøy: Diagrammer, datagrafikk og skalamodeller kan bidra til å forklare komplekse konsepter eller detaljer i anatomi og fysiologi for foreldre og gjøre informasjonen mer tilgjengelig.

Skriftlige veiledninger: Brosjyrer, brosjyrer og veiledninger gir foreldrene en konkret ressurs som de kan konsultere i sitt eget tempo. Dette materialet kan dekke et bredt spekter av emner, fra å forstå en spesifikk sykdom til å forberede seg på hjemkomsten.

Oversettelsesprogramvare: I omsorgsenheter der familiene snakker flere språk, er det uvurderlig å ha tilgang til pålitelige oversettelsesverktøy for å sikre at alle foreldre får informasjon på et språk de forstår.

Medisinske tolker: Når det er mulig, sikrer bruk av tolker med medisinsk utdanning ikke bare oversettelse av språket, men også nyansert kommunikasjon av medisinske termer.

Kommunikasjonsteknologi: Nettbrett, smarttelefoner og datamaskiner kan brukes til telemedisin, slik at foreldre kan kommunisere med leger på avstand eller delta i tverrfaglige teammøter.

Regelmessige tilbakemeldinger: Regelmessige tilbakemeldinger til foreldrene kan bidra til å identifisere områder der kommunikasjonen kan forbedres.

Loggbøker og oppfølgingsbøker: Disse gjør det mulig med løpende kommunikasjon mellom teamene ved tjenestebytter. Foreldre kan også skrive ned spørsmål eller bekymringer, noe som sikrer toveiskommunikasjon.

Støttegrupper: Disse gruppene gir foreldre mulighet til å dele erfaringer, stille spørsmål og lære av hverandre, samtidig som de får veiledning av en fagperson.

Aktiv lytting: Dette er kanskje det viktigste, men mest undervurderte verktøyet. Å ta seg tid til å lytte uten avbrytelser og reflektere over det du hører, kan forbedre kvaliteten på kommunikasjonen betraktelig.

Ved å kombinere riktig opplæring, teknologiske verktøy og konkrete ressurser kan neonatalpersonalet sørge for at kommunikasjonen alltid står i sentrum for omsorgen de gir, noe som styrker tilliten, forståelsen og partnerskapet med familiene de betjener.

Kapittel 11

BETYDNINGEN AV TVERRFAGLIGHET

De enkelte medlemmenes rolle det medisinske neonatologiteamet

Neonatologi er langt fra noe som utføres av en enslig helt, men et resultat av et intenst samarbeid mellom ulike helsearbeidere. Hvert medlem av teamet spiller en spesifikk rolle, og det er summen av deres samlede innsats som gjør det mulig å tilby eksepsjonell omsorg til nyfødte barn og deres familier.

I hjertet av denne medisinske symfonien står **neonatologen**. Han er ekspert på behandling av for tidlig fødte barn og nyfødte med sykdommer, og er teamets dirigent som tar avgjørende beslutninger om diagnose, behandling og oppfølging av de små pasientene.

Neonatalsykepleieren støtter **neonatologen** i denne oppgaven og er bærebjelken i den daglige pleien. De er avdelingens øyne og ører og overvåker kontinuerlig babyens vitale tegn, administrerer behandlinger og er de første som rykker ut i nødstilfeller. De spiller også en avgjørende rolle når det gjelder å støtte og lære opp foreldre og veilede dem gjennom det havet av følelser og usikkerhet som et opphold på nyfødtavdelingen representerer.

Deretter griper **fysioterapeuten** inn og hjelper nyfødte barn med å utvikle lungefunksjonen og overvinne eventuelle luftveiskomplikasjoner. Ved hjelp av spesialiserte teknikker stimulerer og styrker fysioterapeuten de unge lungene og forbereder dem på livet utenfor kuvøsen.

Selv om de er mindre synlige, spiller **farmasøyten** en like viktig rolle. Som eksperter på legemidler sørger de for at hvert barn får riktig medisin, i riktig dose og til riktig tid. I samarbeid med neonatologen sørger de for at barnet får best mulig behandling i hver enkelt situasjon.

Psykologen er teamets emosjonelle fyrtårn. Hun gir støtte og råd til foreldre som sliter med angst, stress eller sorg, samtidig som hun har et medfølende øre til de ansatte i det medisinske teamet, som ofte står i følelsesmessig ladede situasjoner.

Til slutt sørger ernæringsfysiologen for at hvert enkelt barn får den ernæringen som er tilpasset dets spesifikke behov. I samarbeid med sykepleieren utarbeider de ernæringsplaner for å fremme vekst og helse hos nyfødte barn.

Selv om teamet består av personer med ulik kompetanse, jobber de mot et felles mål: å sikre trivsel og helse for de minste og mest sårbare blant oss. Og det er dette samarbeidet, denne felles visjonen, som gjør neonatologi til en så spesiell og viktig del av den medisinske verden.

Hvordan jobbe effektivt med ulike spesialister

Tverrprofesjonelt samarbeid er kjernen i moderne medisin. Den økende kompleksiteten i behandlingen krever sømløs koordinering mellom ulike spesialister for å sikre best mulig resultat for pasienten. Her er noen tips til hvordan du kan samarbeide effektivt med ulike spesialister:

Forstå hver enkelt spesialists rolle: Før du kan jobbe sammen med andre fagpersoner, er det viktig å forstå deres kompetanseområder, ansvarsområder og den verdien de tilfører teamet.

Åpen og respektfull kommunikasjon: Det er viktig å oppmuntre til åpen dialog, unngå sjargong så langt det er mulig og lytte aktivt. Gjensidig respekt legger også til rette for produktiv kommunikasjon.

Organiser regelmessige møter: Regelmessige møter sikrer at alle er på samme bølgelengde når det gjelder pleieplanen, pasientoppdateringer og eventuelle bekymringer.

Bruk samarbeidsverktøy: Teknologiske verktøy, fra elektroniske pasientjournaler til spesialiserte kommunikasjonsapplikasjoner, kan bidra til å holde alle informert i sanntid.

Fremme tverrfaglig opplæring: Når spesialister forstår det grunnleggende innen andre fagområder, kan de bedre forutse teamets behov og legge til rette for helhetlig pasientbehandling.

Avklare ansvarsområder: Unngå forvirring ved å tydeliggjøre hvem som er ansvarlig for hva. Dette reduserer risikoen for dobbeltarbeid eller omsorgssvikt.

Gi og motta tilbakemeldinger: Et tverrprofesjonelt team kan alltid bli bedre. Ved å oppmuntre til konstruktive tilbakemeldinger kan teammedlemmene kontinuerlig tilpasse seg og forbedre seg.

Å dyrke teamfølelsen: Teambuilding-aktiviteter og felles avslapping kan styrke båndene mellom teammedlemmene og legge til rette for bedre samarbeid.

Fleksibilitet: Hver pasient er unik, og noen ganger må den oppsatte planen justeres. Evnen til å tilpasse seg raskt til ny informasjon eller endrede situasjoner er avgjørende.

Å sette pasienten først: På tvers av kompetanseområder, egoer og faglige uenigheter må pasientens ve og vel alltid stå i sentrum. Dette bidrar til å holde teamet fokusert og samlet om målet.

Effektivt samarbeid med ulike spesialister krever åpenhet, respekt, tydelig kommunikasjon og et engasjement for pasientens velvære. Det er ved å slå seg sammen at spesialister kan tilby helhetlig og optimalisert behandling.

Kapittel 12

ERNÆRINGSMESSIGE ASPEKTER I NEONATOLOGI

Betydningen av ernæring for nyfødte babyer

Nyfødtperioden er en kritisk periode i et menneskes liv. I løpet av de første leveukene gjennomgår kroppen raske og grunnleggende forandringer som legger grunnlaget for fremtidig helse. Sentralt i disse endringene står ernæring. Ernæringsbehovene til nyfødte er spesifikke, intense og avgjørende for en sunn vekst og utvikling.

Rask vekst : Nyfødte barn, spesielt for tidlig fødte, gjennomgår en eksponentiell vekst. Kalori- og næringsbehovet i denne perioden er derfor proporsjonalt høyere enn i alle andre livsfaser. Tilstrekkelig ernæring sikrer sunn vekst av bein, muskler og organer.

Hjernens utvikling: De første levemånedene er avgjørende for hjernens utvikling. Fettsyrer som omega-3 er avgjørende for dannelsen av nevroner og synapser. Optimalt næringsinntak har en positiv innvirkning på fremtidige kognitive og emosjonelle evner.

Immunforsvar: Det nyfødte barnets immunforsvar er fortsatt under utvikling. Råmelk, den første formen for morsmelk, er rik på antistoffer som beskytter barnet mot infeksjoner. I tillegg styrker riktig ernæring tarmbarrieren, noe som reduserer risikoen for infeksjoner.

Stoffskifte: Tilstrekkelig ernæring i nyfødtperioden kan ha en varig innvirkning på stoffskiftet. Det påvirker vektregulering, glukosetoleranse og andre metabolske aspekter gjennom hele livet.

Motorisk utvikling: Ernæring påvirker muskelstyrke og koordinasjon. Tilstrekkelig inntak av protein og mikronæringsstoffer er avgjørende for den motoriske utviklingen.

Sykdomsforebygging: Ernæringsmangler på dette tidlige stadiet kan disponere for kroniske sykdommer i voksen alder, som diabetes, høyt blodtrykk og visse hjertesykdommer.

Hormonregulering: Hormoner spiller en nøkkelrolle i vekst og utvikling. Ernæring påvirker produksjonen og reguleringen av disse hormonene.

Følelsesmessig velvære: Selv om det er mindre åpenbart, er det en sammenheng mellom ernæring og humør. Ernæringsmessige ubalanser kan påvirke atferd og humør, selv hos spedbarn.

God fordøyelse: Et sunt fordøyelsessystem starter med god ernæring. Det sikrer en sunn tarmflora, noe som reduserer risikoen for kolikk, forstoppelse og andre fordøyelsesforstyrrelser.

Ernæringens rolle for nyfødte barn er derfor dypt forankret i alle aspekter av deres utvikling og helse. Ved å sørge for optimal ernæring helt fra de første levedagene legger vi grunnlaget for et sunt og tilfredsstillende liv. Det handler ikke bare om å gi mat, men også om kjærlighet, fremsynthet og engasjement for barnets fremtid.

Ulike ernæringsmetoder: amming, enteral ernæring, parenteral ernæring osv.

Måten et nyfødt barn får mat på, avhenger av barnets helsetilstand, evne til å die, ernæringsbehov og noen ganger foreldrenes valg. Her er en gjennomgang av de ulike matingsmetodene som kan brukes avhengig av situasjonen.

Amming:

Naturlig og fysiologisk: Amming er den mest naturlige og anbefalte måten å mate nyfødte på. Morsmelk er rik på næringsstoffer, antistoffer og andre gunstige faktorer som fremmer vekst, beskyttelse og utvikling.

Fordeler: I tillegg til de ernæringsmessige fordelene styrker amming båndet mellom mor og barn, stimulerer melkeproduksjonen og reduserer risikoen for visse sykdommer for både mor og barn.

Morsmelkerstatning: For mødre som ikke kan eller ønsker å amme, er morsmelkerstatning et alternativ. Den er utviklet for å være så lik morsmelkens sammensetning som mulig.

Sondeernæring :

Introduksjon: Enteral ernæring brukes til spedbarn som ikke kan suge eller svelge effektivt, men som har et normalt fungerende fordøyelsessystem.

Nasogastrisk sonde: En tynn slange føres inn gjennom nesen, går gjennom spiserøret og ender i magesekken. Den gjør det mulig å gi melk direkte i magesekken.

Orogastrisk sonde: I likhet med nasogastrisk sonde føres denne inn gjennom munnen.

Nese-tarm-sonde: Denne sonden går lenger enn magesekken og ender i tynntarmen, og brukes vanligvis når magesekken ikke kan bearbeide maten ordentlig.

Parenteral ernæring :

Introduksjon: Parenteral ernæring brukes når barnets fordøyelsessystem ikke kan eller bør brukes. Næringsstoffene administreres direkte inn i blodomløpet.

Total parenteral ernæring (TPN): Når alle ernæringsbehov dekkes av denne metoden.

Partiell parenteral ernæring: Brukes som supplement til enteral ernæring.

Administrasjonsmåte: Næringsstoffer administreres vanligvis via et sentralt eller perifert venekateter.

Hver av disse metodene har sine egne fordeler, risikoer og indikasjoner. Valget avhenger ofte av barnets kliniske tilstand, ernæringsbehov og foreldrenes og omsorgspersonenes evne til å håndtere den valgte metoden. Det alle disse metodene har til felles, er det endelige målet: å sikre at alle nyfødte barn får den ernæringen de trenger for å vokse og utvikle seg med god helse. Et tett samarbeid mellom helsepersonell, foreldre og omsorgspersoner er avgjørende for å oppnå dette målet.

Vanlige ernæringsmessige utfordringer og løsninger

Ernæring spiller en viktig rolle i den sunne utviklingen til nyfødte barn, spesielt på nyfødtavdelinger der barna kan ha spesielle behov på grunn av for tidlig fødsel eller medisinske tilstander. Det er viktig at pleiepersonalet forstår vanlige ernæringsutfordringer og vet hvordan de skal håndtere dem.

    Utilstrekkelig vektøkning :
        Utfordring: Nyfødte barn, spesielt for tidlig fødte, kan ha problemer med å gå opp i vekt.
        Løsning: Øk kalorittettheten i melken eller morsmelkerstatningen, følg nøye med på inntak og vekst, og ta kontakt med en pediatrisk ernæringsfysiolog for spesifikke anbefalinger.
    Matvareintoleranse :
        Utfordring: Tegnene inkluderer oppkast, diaré, oppblåsthet og unormal avføring.

Løsning: Reduser eller fordel inntaket, bruk spesialtilpassede næringsmidler og vær oppmerksom på tegn på allergi eller intoleranse.

Nekrotiserende enterokolitt (NEC) :

Utfordring: Dette er en alvorlig tarmsykdom som kan forekomme hos for tidlig fødte barn.

Løsning: Bruk morsmelk, noe som ser ut til å redusere risikoen, følg nøye med på tegn på NEC, og stopp matingen hvis det oppstår symptomer, samtidig som du starter passende medisinsk behandling.

Suge- og svelgevansker :

Utfordring: For tidlig fødte barn har kanskje ennå ikke utviklet refleksene som trengs for å suge og svelge effektivt.

Løsning: Bruk ammestøtteteknikker, spesialiserte smokker eller vurder alternative ernæringsmetoder som sondeernæring.

Hypoglykemi :

Utfordring: Noen babyer kan ha lavt blodsukkernivå etter fødselen.

Løsning: Regelmessig overvåking av blodsukkernivået, raskt inntak av glukose eller melk og, i alvorlige tilfeller, bruk av intravenøse glukoseløsninger.

Vitamin- og mineralmangel :

Utfordring: For tidlig fødte barn kan ha et økt behov for visse vitaminer og mineraler.

Løsning: Tilskudd av spesifikke vitaminer og mineraler i henhold til anbefalingene og regelmessig kontroll av blodnivåene.

Hyperbilirubinemi eller gulsott:

Utfordring: Utfordringen skyldes et overskudd av bilirubin i blodet, og er ofte synlig som en gul misfarging av huden.

Løsning: Øk kostinntaket for å fremme utskillelsen av bilirubin, og bruk lysbehandling om nødvendig.

Ernæringsutfordringer hos nyfødte krever en individualisert, tverrfaglig tilnærming som involverer barneleger, ernæringsfysiologer, sykepleiere og foreldre. En grundig forståelse av disse utfordringene og tidlig intervensjon kan utgjøre en betydelig forskjell for den nyfødtes helse og utvikling på lang sikt.

Kapittel 13

SPESIFIKK FARMAKOLOGI NEONATOLOGI

Vanlige legemidler og deres indikasjoner

Farmakoterapi innen neonatologi er komplisert på grunn av den unike fysiologien til nyfødte barn, spesielt premature barn. Her er en ikke-uttømmende liste over ofte brukte legemidler og deres viktigste indikasjoner.

Lungesurfaktant :
- **Indikasjon:** Behandling av respirasjonsbesvær hos for tidlig fødte barn.
- **Mekanisme:** Erstatter det naturlige overflateaktive stoffet i lungene, som kan mangle hos for tidlig fødte barn.

Koffein :
- **Indikasjon:** Apné hos for tidlig fødte barn.
- **Mekanisme:** Stimulerer respirasjonssenteret for å redusere apnéepisoder.

Antibiotika (som ampicillin og gentamicin):
- **Indikasjon:** Mistenkte eller bekreftede infeksjoner.
- **Mekanisme:** Bekjemper sykdomsfremkallende bakterier.

Furosemid :
- **Indikasjon:** Lungeødem eller hjertesvikt.
- **Virkningsmekanisme:** Vanndrivende middel som øker renal utskillelse av vann og elektrolytter.

Dopamin, dobutamin :
- **Indikasjon:** Hjertesvikt eller sjokk.
- **Mekanisme:** Øker hjertets sammentrekningskraft og/eller blodtrykket.

Indometacin, Ibuprofen :
- **Indikasjon:** Lukking av persisterende ductus arteriosus.
- **Mekanisme:** Hemmer prostaglandin, noe som fremmer lukking av kanalen.

- K-vitamin :
    - **Indikasjon:** Profylakse av hemoragisk sykdom hos nyfødte.
    - **Mekanisme:** Viktig for blodets koagulering.
- Erytropoietin :
    - **Indikasjon:** Prematuritetsanemi.
    - **Mekanisme:** Stimulerer produksjonen av røde blodlegemer.
- Acyclovir :
    - **Indikasjon:** Herpes simplex-infeksjoner.
    - Mekanisme: Antiviral.
- Fenobarbital, levetiracetam :
- **Indikasjon:** Epileptiske anfall.
- **Mekanisme:** antiepileptika.
    - Ranitidin, omeprazol :
- **Indikasjon:** gastroøsofageal reflukssykdom eller magesår.
- **Mekanisme:** Reduserer produksjonen av magesyre.

Det er viktig å merke seg at farmakokinetikken og farmakodynamikken til legemidler varierer betydelig hos nyfødte, og spesielt hos premature barn. Doser, indikasjoner og bivirkninger kan derfor avvike fra det som gjelder for eldre barn eller voksne. Rådfør deg alltid med relevante spesialistressurser ved forskrivning eller administrering av legemidler til denne populasjonen.

Dosering, administrering og overvåking av bivirkninger

Innen neonatologi er korrekt administrering av legemidler avgjørende, med tanke på hvor sårbare pasientene er. Her er en flytende gjennomgang av disse nøkkelelementene.

Kunsten å dosere

Hver milliliter teller i neonatologien. Doseringen er vanligvis basert på barnets vekt, ofte i mg/kg. Denne beregningen er svært viktig, da et enkelt avvik kan få store konsekvenser. Det må også tas hensyn til barnets fysiologiske utvikling, ettersom metabolisme, utskillelse og fordeling av legemidler varierer med svangerskaps- og postnatal alder.

Administrering: Kirurgisk presisjon

Det finnes mange administrasjonsveier innen neonatologi: oral, intravenøs, intraarteriell, subkutan, intramuskulær, intratekal og mer. Hver administrasjonsvei har sine egne særtrekk:

Oralt: Foretrekkes ofte på grunn av enkelheten, men absorpsjonskapasiteten kan variere hos premature barn.

Intravenøst: Virker raskt, men krever ekstra overvåking av injeksjonsstedet for å forebygge infeksjoner.

Overvåking av bivirkninger: et våkent øye

Selv med upåklagelig dosering er det alltid mulig å få bivirkninger. Noen tegn er åpenbare, som for eksempel hudutslett, mens andre, som nyresvikt, krever mer detaljert analyse. Observasjon er nøkkelordet. Enhver endring i atferd, pust, hudfarge eller til og med konsistensen på avføringen kan være en ledetråd.

Men oppfølgingen stopper ikke der. Regelmessige kontroller, som blodprøver, ultralyd og røntgen, kan være nødvendige for å oppdage eventuelle komplikasjoner.

Samarbeid: nøkkelen til sikkerhet

Legemiddelsikkerhet er et felles ansvar. Farmasøyter, leger og sykepleiere må jobbe tett sammen for å sikre at riktig behandling blir gitt. Det er menneskelig å gjøre feil, men innen neonatologi er feilmarginene små. Det er vanlig å dobbel- eller trippelsjekke dosene.

Opplæring av foreldre

Det er også viktig å informere foreldrene. De må forstå

hvorfor et legemiddel gis, hvilke effekter det forventes å ha, og hvilke faresignaler de bør være oppmerksomme på hjemme, spesielt hvis barnet er utskrevet fra avdelingen.

Neonatologi er et felt der hver eneste detalj teller. Dosering, administrering og overvåking er viktige pilarer i legemiddelhåndteringen. Det er en delikat ballett der vitenskap og kunst møtes, med det ene målet å sikre det nyfødte barnets velvære.

Spesifikk farmakokinetikk hos nyfødte

Det nyfødte barnet, og spesielt det for tidlig fødte barnet, er en unik fysiologisk enhet med spesifikke egenskaper som har stor innvirkning på legemidlers farmakokinetikk. La oss dykke sømløst inn i denne fascinerende verdenen av legemidler og spedbarn.

En kropp i konstant forandring
I begynnelsen av livet er alt i bevegelse. Organer, systemer, kretsløp ... alt utvikler seg i svimlende fart. Disse endringene påvirker måten legemidler tas opp, fordeles, metaboliseres og skilles ut på.
Absorpsjon: Skreddersydd inntak
Administrasjonsmåten har stor innvirkning på absorpsjonen. For eksempel er huden hos premature barn tynnere og mindre moden, noe som gjør at penetrasjonen av legemidler som administreres transdermalt, er mer uforutsigbar. Redusert magesyreinnhold hos nyfødte påvirker også opptaket av legemidler som gis oralt.
Distribusjon: Un Voyage Particulier
Forholdet mellom vann og fett i kroppen til en nyfødt er annerledes enn hos en voksen. Med en høyere andel vann kan vannløselige legemidler ha et større distribusjonsvolum. I tillegg kan det umodne bærerproteinsystemet påvirke bindingen av legemidler til

plasmaproteiner, slik at flere legemidler blir tilgjengelige for virkning.

Metabolisme: En lappefabrikk
Leveren er det viktigste organet for legemiddelomsetning. Hos nyfødte, spesielt for tidlig fødte barn, er leveren umoden. Enkelte enzymsystemer, for eksempel cytokrom P450, er kanskje ikke fullt ut funksjonelle. Dette kan føre til at visse legemidler omsettes langsommere, noe som kan forlenge virketiden eller øke bivirkningene.

Utskillelse: et skånsomt, men langsomt system
Nyrene er de viktigste utskillelsesorganene. Men i likhet med leveren er nyrene hos nyfødte barn umodne. Kapasiteten til å filtrere, reabsorbere og utskille kan være redusert, noe som påvirker hvor lenge et legemiddel forblir i systemet.

Nøkkelen: Nødvendig individualisering
Alle disse særtrekkene gjør at det samme legemidlet kan virke forskjellig fra barn til barn. Derfor krever nyfødtfarmakokinetikken individuell tilpasning av dosene, nøye overvåking og tett samarbeid mellom de ulike medlemmene av det medisinske teamet.

Å forstå den spesifikke farmakokinetikken til nyfødte barn er avgjørende for å sikre at legemidler administreres på en trygg og effektiv måte. Det er helt klart en utfordring, men en utfordring som er avgjørende for å sikre en sunn fremtid for disse skjøre, små livene.

Kapittel 14

KOMPLEMENTÆRE BEHANDLINGSFORMER OG ALTERNATIVER

Ikke-konvensjonelle tilnærminger neonatologi: musikkterapi, terapeutisk berøring

I hjertet av den medisinske verden, der teknologi og vitenskap dominerer, skiller neonatologien seg ut med sin evne til å anerkjenne betydningen av medmenneskelighet og intuisjon. I tillegg til avansert medisinsk behandling har neonatologien gradvis tatt i bruk ukonvensjonelle behandlingsformer for å forbedre kvaliteten på omsorgen. La oss dykke ned i den milde verdenen av musikkterapi og terapeutisk berøring.

Musikkterapi: den milde melodien som skaper velvære
Alle former for musikk har lenge vært anerkjent for sine terapeutiske egenskaper. På neonatologisk avdeling tilbyr musikkterapi en mild oase i et til tider støyende og stressende miljø.

> **Fysiologisk effekt**: Studier har vist at myk musikk kan stabilisere hjertefrekvensen, forbedre oksygenmetningen og redusere stressnivået hos for tidlig fødte barn.
>
> **Nevrologisk stimulering**: Musikk hjelper hjernen til å modnes ved å stimulere områdene som er forbundet med lytting og auditiv prosessering.
>
> **Tilknytning mellom foreldre og barn**: Å synge eller spille musikk for babyen kan bidra til å styrke det emosjonelle båndet, særlig når foreldrene føler seg hjelpeløse overfor medisinske utfordringer.

Terapeutisk berøring: Kraften i den omsorgsfulle hånden
Berøring er en av de første sansene som utvikles i livmoren. I neonatologien går terapeutisk berøring lenger enn bare fysisk kontakt.

> **Babymassasje**: Mild massasje kan bidra til å regulere kroppens funksjoner, forbedre fordøyelsen og fremme

søvnen. For foreldre kan babymassasje være en måte å ta aktivt del i omsorgen for barnet og knytte bånd til det.

Hud mot hud-metoden eller kengurumetoden: Denne metoden, som innebærer at den nakne babyen legges mot foreldrenes bryst, kan ha utrolige effekter på varmeregulering, hjerte- og respirasjonsstabilisering og amming.

Hver av disse ukonvensjonelle tilnærmingene tilfører nyfødtomsorgen en ekstra dimensjon. De anerkjenner at nyfødte ikke bare er skjøre vesener som trenger medisinsk behandling, men også følsomme mennesker som reagerer på kjærlighet, berøring og musikk. I denne delikate livsdansen skaper sammensmeltingen av vitenskap og følsomhet en symfoni av helhetlig omsorg for våre minste pasienter.

Studier og tilhørende fordeler

Når det gjelder pleie av nyfødte, særlig premature barn, er betydningen av evidensbaserte studier udiskutabel. Det er gjennom dette vitenskapelige perspektivet at ikke-konvensjonelle metoder, som musikkterapi og terapeutisk berøring, viser sine bemerkelsesverdige fordeler og bidrar til helbredelse, vekst og utvikling hos små nyfødte pasienter. Les videre for å finne ut mer om studiene og fordelene som er forbundet med disse alternative behandlingsformene.

Studier om musikkterapi
Klinisk forskning: Forskning viser at spesifikt utvalgt musikk kan ha en positiv innvirkning på nyfødtes fysiologi. Studier har vist signifikante forbedringer når det gjelder stabilitet i vitale tegn, våkenhet, søvnatferd og evne til å spise.

- **Påviste fordeler**: I tillegg til de fysiologiske fordelene kan musikkterapi også bidra til nevrologisk utvikling, stimulere hørselsbanene og styrke kontakten mellom foreldre og barn.

Studier av terapeutisk berøring

- **Vitenskapelig dokumentasjon**: Terapeutisk berøring, særlig massasje og hud-mot-hud-kontakt, er mye studert. Spedbarn som drar nytte av dette tiltaket, viser forbedringer i vektøkning, temperaturregulering og reduksjon av stress og smerte.
- **Påviste fordeler**: Fordelene strekker seg også til foreldrenes mentale helse, som opplever mindre stress og angst og et sterkere emosjonelt bånd til babyen.

Studier av andre komplementære tilnærminger

- **Vitenskapelig utforskning**: Andre komplementære behandlingsformer, som lysterapi og dyreterapi, utforskes for tiden. Selv om dataene fortsatt er under utvikling, er de foreløpige resultatene lovende.
- **Potensielle fordeler**: Disse terapiene har potensial til å forbedre humøret, redusere angst og bidra til generell velvære for nyfødte og deres familier.

Innføringen av ikke-konvensjonelle metoder i nyfødtomsorgen er basert på solide vitenskapelige studier og evidens. Disse komplementære metodene, som er nøye og respektfullt integrert i den konvensjonelle omsorgen, beriker opplevelsen av omsorgen for nyfødte og deres familier, og tilbyr en helhetlig og harmonisk helbredelsesvei.

Hvordan integrere dem trygt

I neonatologi er sikkerhet avgjørende. Innføring av ukonvensjonelle behandlingsmetoder krever en gjennomtenkt tilnærming for å sikre at de nyfødte har det bra, samtidig som man maksimerer de potensielle fordelene ved disse metodene. Slik innfører du dem på en trygg måte.

Foreløpig vurdering
   Medisinsk undersøkelse: Før ethvert inngrep er det viktig med en fullstendig vurdering av den nyfødtes helsetilstand. Enkelte medisinske tilstander kan gjøre behandlingen uhensiktsmessig eller kreve justeringer.
   Bakgrunnskunnskap: Det er viktig å forstå barnets bakgrunn, tidligere reaksjoner på ulike stimuli og annen relevant informasjon som kan påvirke hvordan barnet reagerer på behandlingen.
Profesjonell opplæring
   Sertifisering og opplæring: Sørg for at behandlerne er sertifiserte og har fått opplæring i den spesifikke terapien de tilbyr. En kvalifisert musikkterapeut vil for eksempel ha inngående kunnskap om hvordan man bruker musikk terapeutisk med nyfødte.
   Etterutdanning: Medisin er i stadig utvikling, og det samme gjelder komplementære behandlingsformer. Det er derfor viktig at fagpersoner gjennomgår regelmessig opplæring for å holde seg oppdatert.
Protokoller og retningslinjer
   Utarbeide protokoller: Opprett klare protokoller for hver enkelt behandling. Dette inkluderer indikasjoner, kontraindikasjoner, varighet, hyppighet og andre relevante detaljer.
   Oppfølging og kontroll: Som ved tradisjonell medisinsk behandling er det viktig med kontinuerlig oppfølging under og etter behandlingen. Dette gjør det mulig å identifisere eventuelle tegn på stress eller negative reaksjoner raskt.
Samarbeid og kommunikasjon
   Tverrfaglig kommunikasjon: Terapeuter må samarbeide tett med det medisinske teamet. Regelmessig utveksling av informasjon sikrer at alle er

klar over fremgang, bekymringer eller endringer i behandlingsplanen.

Informasjon til foreldrene: Foreldrene må informeres fullt ut om hva hver enkelt behandling innebærer, potensielle fordeler, mulige risikoer og hva de kan forvente. Deres informerte samtykke er avgjørende.

Revaluering og justeringer

Tilbakemelding: Etter hver økt bør du ta deg tid til å vurdere hvordan barnet har respondert. Dette vil bidra til å forbedre fremtidige økter for å maksimere fordelene.

Fleksibilitet: Vær forberedt på å tilpasse eller avbryte en behandling hvis den ikke ser ut til å være nyttig eller hvis den forårsaker ubehag.

En trygg integrering av ikke-konvensjonelle metoder i nyfødtomsorgen krever nøye planlegging, spesialistopplæring, kontinuerlig kommunikasjon og løpende evaluering. Når disse elementene er på plass, kan disse behandlingsformene utgjøre et verdifullt tilskudd til behandlingstilbudet for nyfødte og deres familier.

Kapittel 15

BETYDNINGEN AV OMSORG FAMILIESENTRERT

Involvering av foreldre i omsorgen for barnet sitt

I den koselige, men noen ganger skremmende verdenen på nyfødtavdelingen spiller foreldrene en viktig rolle som emosjonelle og fysiske støttespillere for sine nyfødte. Mens helsepersonell er travelt opptatt med kuvøser, monitorer og annet medisinsk utstyr, står foreldrene ofte overfor en rekke følelser: angst, håp, skyldfølelse og ønsket om å føle seg nyttige. I denne sammenhengen er foreldrenes aktive involvering i barnets pleie ikke bare gunstig for barnet, men også for dem selv.

Fordelene med foreldreinvolvering
Når foreldrene er aktivt involvert i omsorgen, er det en rekke fordeler:

Styrker det emosjonelle båndet: Hud-mot-hud-kontakt, også kjent som "kenguru", fremmer nærhet og tilknytning mellom baby og foreldre. Dette samspillet stimulerer produksjonen av tilknytningshormonet oksytocin.

Stimulering av utvikling: Samspillet mellom foreldre og barn kan bidra til å forbedre babyens temperaturregulering, stabilisere hjertefrekvensen og til og med fremme bedre vekst.

Stressreduksjon: For spedbarn kan det å føle foreldrenes beroligende nærvær redusere stressnivået. Og for foreldrene kan det å føle seg aktive og nyttige bidra til å redusere angst og følelsen av hjelpeløshet.

Enkle, men verdifulle gester

Mating: Enten du ammer eller gir flaske, er det å mate barnet et intimt øyeblikk av kontakt.

Bading: Det kan være skremmende å lære å bade et prematurt eller sykt nyfødt barn, men det er en ferdighet som foreldre kan mestre med støtte fra det medisinske teamet.

Synge og snakke: Å snakke, synge eller bare hviske i øret på barnet kan berolige det og styrke båndet mellom foreldre og barn.

Et samarbeid med det medisinske teamet

Opplæring og utdanning: Sykepleiere og leger kan lære foreldrene det grunnleggende om nyfødtpleie og gjøre dem kjent med utstyr og rutiner.

Involvering i beslutningsprosessen: Ved å involvere foreldrene i beslutningsprosessen rundt barnets omsorg styrkes deres sentrale rolle i omsorgsteamet.

Emosjonell støtte: Å anerkjenne og validere foreldrenes følelser, lytte til dem og tilby dem psykologisk støtte er avgjørende for deres velvære.

Foreldrenes engasjement i omsorgen for barnet på nyfødtavdelingen er mer enn bare "omsorg". Det danner en trekant av kjærlighet, engasjement og vitenskap, der hvert medlem - barnet, foreldrene og det medisinske teamet - spiller en uerstattelig rolle for å sikre den best mulige starten på livet for dette nye lille vesenet.

Helhetlig tilnærming : ta hensyn til den nyfødte i familiemiljøet

Den holistiske tilnærmingen innen neonatologi er ikke begrenset til å behandle symptomer eller medisinske tilstander hos nyfødte. Den tar hensyn til barnet som helhet og integrerer barnets fysiske, emosjonelle, sosiale og til og med åndelige miljø. I denne sammenheng spiller familien en viktig rolle. Ved å anerkjenne betydningen av dette familiemiljøet og aktivt inkludere det i behandlingsprosessen, kan man skape en harmonisk balanse mellom barnets medisinske behov og dets generelle velvære.

Barnet i sentrum av et nettverk av interaksjoner
Alle nyfødte er unike, men de er også et produkt av en historie, en kultur og et familienettverk. Samspillet med deres nærmeste, selv i så ung alder, former deres opplevelse av verden.

Følelsesmessig tilknytning: De første dagene og ukene i barnets liv er avgjørende for å etablere et følelsesmessig bånd til foreldrene. Dette emosjonelle båndet danner grunnlaget for barnets fremtidige emosjonelle utvikling.

Kulturell overføring: Ritualer, sanger, fortellinger og kulturelle praksiser som videreføres av familien, spiller en avgjørende rolle for forankringen av barnets kultur og identitet.

Familiens viktige rolle
Å involvere familien i pleieprosessen er langt mer enn bare å gi trøst:

Forståelse av behov: Foreldre er ofte de som er best i stand til å gjenkjenne de subtile tegnene på babyens komfort eller ubehag.

Kontinuitet i omsorgen: Hjemme vil familiemedlemmer fortsette å gi barnet daglig omsorg. Det er derfor viktig å forberede og lære dem opp for å sikre en smidig overgang.

Psykologisk støtte: Pårørende kan gi uvurderlig emosjonell støtte, både til barnet og til andre familiemedlemmer, i perioder med stress eller usikkerhet.

Harmonisering med det medisinske teamet

Åpen kommunikasjon: Et tillitsforhold mellom det medisinske teamet og familien er avgjørende for å sikre optimal behandling. Gjensidig forståelse av bekymringer, håp og frykt gjør det lettere å gi riktig behandling.

Utdanning og opplæring: Å gi familiene de nødvendige verktøyene og kunnskapene styrker deres evne til å spille en aktiv rolle i omsorgen for barnet.

Den holistiske tilnærmingen til neonatologi anerkjenner at hvert enkelt barn er mer enn en sum av medisinske symptomer som skal behandles. Han eller hun er et komplekst menneske som inngår i et rikt nettverk av samspill og relasjoner. Ved å plassere den nyfødte i sentrum av et kjærlig familiemiljø og i harmoni med det medisinske teamet, maksimerer vi sjansene for en harmonisk og tilfredsstillende utvikling.

Kapittel 16

SIKKERHET INNEN NEONATOLOGI

Unngå medisinske feil og garantere pasientsikkerheten

I en verden der mye står på spill, er pasientsikkerhet en absolutt prioritet. Denne oppgaven blir enda viktigere innen neonatologi, der sårbare og ømfintlige pasienter krever ufeilbarlig oppmerksomhet og presisjon. Å unngå medisinske feil er ikke bare avhengig av klinisk ekspertise, men også av en institusjonskultur, effektiv kommunikasjon og kontinuerlig opplæring.

Hvert eneste inngrep, hvert eneste medikament som gis og hver eneste beslutning som tas på neonatalavdelingen, kan ha en varig innvirkning på den nyfødtes velvære. I denne intense atmosfæren kan en enkel distraksjon føre til feil. Men hvordan kan vi sikre at alle tiltak som iverksettes, er de riktige?

Først og fremst er det viktig med en sykehuskultur som fokuserer på sikkerhet. Teamene må ha en proaktiv tilnærming, forutse risikoer og innføre klare rutiner. Disse rutinene må jevnlig gjennomgås og oppdateres for å gjenspeile gjeldende beste praksis.

For det andre spiller kommunikasjon en avgjørende rolle. Feilaktig overføring av informasjon, enten det dreier seg om pasientens tilstand, en medisindosering eller en prosedyre som skal følges, kan få ødeleggende konsekvenser. Teamene må derfor sørge for at all informasjon er tydelig, nøyaktig og bekreftet av alle involverte parter. Moderne teknologi, som elektroniske pasientjournaler, kan være uvurderlige allierte i denne jakten på nøyaktighet.

Videreutdanning er også avgjørende. Medisinen utvikler seg raskt, og det som ble ansett som beste praksis for noen år siden, er kanskje ikke lenger det i dag. Neonatalpersonell må derfor være opptatt av kontinuerlig læring og sette seg inn i de nyeste fremskrittene og teknikkene for å sikre best mulig behandling.

Til slutt er det viktig å ta hensyn til det menneskelige elementet bak fagpersonen. Utmattelse, stress eller utbrenthet kan påvirke prestasjoner og beslutninger. Å ta vare på de medisinske teamene, gi dem tilstrekkelig tid til å hvile og tilby dem emosjonell støtte, betyr også å garantere pasientsikkerheten.

Å ivareta sikkerheten til de yngste blant oss er ingen enkel oppgave. Det krever dedikasjon, nøyaktighet og et konstant spørsmålstegn. Men ved alltid å sette den nyfødtes ve og vel i sentrum, dyrke en kultur for fremragende kvalitet og investere i opplæring og trivsel for våre fagfolk, kan vi minimere antallet feil og gi alle barn en tryggest mulig start på livet.

Betydningen av rapportering og sikkerhetskultur

I medisinens enorme verden, der hver eneste handling kan påvirke en pasients liv, er en sikkerhetskultur av avgjørende betydning. En slik kultur kan ikke bygges over natten, men den er basert på én grunnpilar: rapportering. Det er slik helseinstitusjoner identifiserer risikoer, lærer av sine feil og til syvende og sist tilbyr tryggere behandling.

Det å rapportere er langt fra en innrømmelse av svakhet, men et modig og viktig skritt. I en ideell verden ville medisinske feil ikke eksistert. Virkeligheten er imidlertid mer kompleks. Medisinsk behandling er en del av en kjede av handlinger og beslutninger som involverer mange aktører. Feil kan oppstå når som helst i denne kjeden. Varsling er en måte å få disse feilene frem i lyset på, ikke for å straffe, men for å forstå og rette opp.

En organisasjon med en sterk sikkerhetskultur vil aktivt oppmuntre til rapportering. Medarbeiderne ser på det som en mulighet til å lære i stedet for en trussel. Hver hendelse som rapporteres, er en mulighet til forbedring, en vekker til å revurdere rutiner, øke opplæringen eller ta i bruk nye verktøy. Uten denne tilbakemeldingen kan de samme feilene gjenta seg i det uendelige, noe som setter pasientene i fare og undergraver befolkningens tillit til helsevesenet.

I tillegg bidrar rapporteringen til en verdifull database som gir et bredere bilde av trender, nye risikoer og områder som krever spesiell oppmerksomhet. Dette makroskopiske perspektivet bidrar til å styre helsepolitikken, fordele ressursene mer effektivt og forutse fremtidige utfordringer.

Men for at denne kulturen skal blomstre, må vi skape et miljø der de ansatte føler seg trygge til å rapportere uten frykt for negative konsekvenser. Dette krever en engasjert ledelse, tydelige og tilgjengelige rapporteringsmekanismer og garantier om at det ikke vil forekomme represalier.

Endelig gir sikkerhetskulturen, som forsterkes av systematisk rapportering, et mer menneskelig syn på medisin. Den anerkjenner at helsepersonell, uansett hvor dedikerte og kompetente de måtte være, er mennesker og derfor kan gjøre feil. I stedet for å stigmatisere disse feilene, søker man å lære av dem, slik at alle pasienter kan nyte godt av en stadig tryggere, mer effektiv og omsorgsfull behandling.

Forebyggende tiltak og protokoller på plass

I hjertet av nyfødtomsorgen, der pasientene er blant de mest sårbare, er det viktig å iverksette forebyggende tiltak og strenge protokoller for å garantere deres sikkerhet og velvære. Disse protokollene er ment både som en beskyttelse mot potensielle feil og som en veiledning for optimal pleie.

- **Løpende opplæring:** Medisin er i stadig utvikling. Nyfødtpleiere trenger derfor regelmessig opplæring for å holde seg oppdatert på de siste fremskrittene og beste praksis. Det arrangeres simuleringer, workshops og konferanser for å sikre at ferdighetene hele tiden oppgraderes.
- **Sjekklister og kryssjekker:** For å sikre at viktige trinn ikke blir glemt, brukes sjekklister, spesielt for komplekse prosedyrer. Sjekklistene oppmuntrer til konsistens og begrenser utelatelsesfeil.

Desinfeksjonsprotokoller: Nyfødte barn har et umodent immunsystem. Strenge steriliserings- og desinfeksjonsprotokoller er derfor avgjørende for å forebygge nosokomiale infeksjoner.

- **Pasientidentifikasjon: Det er** iverksatt tiltak for å sikre at hvert enkelt barn blir korrekt identifisert, med identifikasjonsarmbånd og systemer for matching mellom mor og barn, noe som minimerer risikoen for feil.

Medisiner og infusjoner: Protokoller sikrer at det ikke bare er de riktige medisinene som gis, men også at de gis i riktig dose. Dobbeltsjekk, der to fagpersoner sjekker uavhengig av hverandre, er vanlig.

Spedbarnsernæring: Det finnes nøyaktige retningslinjer for tilberedning og administrering av morsmelk eller morsmelkerstatning, med regelmessige kontroller for å unngå risiko for kontaminering.

Sikkerhet for utstyr: Utstyr som kuvøser, respiratorer og hjertemonitorer kontrolleres og vedlikeholdes regelmessig for å sikre at de fungerer som de skal.

- **Overføringsprotokoll:** Overføring av et nyfødt barn, enten det skjer på sykehuset eller til en annen institusjon, er omgitt av en rekke forholdsregler for å garantere barnets sikkerhet under overføringen.
- **Emosjonell støtte: Omsorgen** er ikke begrenset til den fysiske dimensjonen. Det finnes også rutiner for emosjonell støtte til foreldre som opplever det som belastende å se barnet sitt på nyfødtavdelingen.
- **Gjennomgang av sykelighet og dødelighet:** Disse regelmessige møtene gjør det mulig for teamet å diskutere komplekse tilfeller, komplikasjoner eller dødsfall som har oppstått, med sikte på kontinuerlig forbedring.

Nyfødtavdelingene er seg sitt ansvar bevisst og benytter seg av en rekke protokoller for å sikre et høyest mulig omsorgsnivå. Disse forebyggende tiltakene, som krever konstant årvåkenhet, er grunnlaget for familiens tillit og nyfødtavdelingens gode rykte.

Kapittel 17

SIMULERING OG PRAKTISK TRENING

Betydningen av opplæring ved simulering i neonatologi

I det følsomme feltet neonatologi teller hver eneste bevegelse, hvert sekund kan være avgjørende, og evnen til å handle raskt og effektivt er en viktig forutsetning. Det er her simuleringstrening kommer inn, en undervisningsmetode som har revolusjonert måten helsepersonell forbereder seg på å håndtere komplekse situasjoner innen neonatologi.

Læring i trygge omgivelser: Simulering er et sted der feil ikke får reelle konsekvenser, slik at deltakerne kan øve uten risiko. Det er en treningsarena der fagfolk kan gjøre seg kjent med sjeldne eller kritiske situasjoner uten å sette pasientens liv i fare.

Reproduksjon av virkelige scenarier: Takket være avanserte utstillingsdukker og høyteknologiske simuleringsmiljøer er det mulig å reprodusere kliniske scenarier som spenner fra luftveisproblemer til gjenoppliving av nyfødte. Dette gir en oppslukende opplevelse som er vanskelig å matche med andre undervisningsmetoder.

Styrking av tekniske ferdigheter: Simulering bidrar til å forbedre tekniske ferdigheter, enten det dreier seg om å intubere et prematurt barn, legge inn en venekanyle eller bruke utstyret riktig.

Utvikling av ikke-tekniske ferdigheter: I tillegg til de rent tekniske ferdighetene legger simulering vekt på viktige ferdigheter som kommunikasjon, teamarbeid, beslutningstaking og stressmestring.

Evaluering og tilbakemelding: Etter hver simulering er det viktig med en oppsummeringsfase. Det gir mulighet til å diskutere hva som gikk bra, hva som kan forbedres og hva man kan lære. Denne direkte tilbakemeldingen er uvurderlig for læring og konsolidering av ferdigheter.

Forberedelse på sjeldne situasjoner: Visse komplikasjoner innen neonatologi er sjeldne, men når de oppstår, krever de rask og kompetent handling. Ved hjelp av simulering kan vi forberede oss på slike situasjoner, selv om de aldri skulle oppstå i praksis.

Fremme en sikkerhetskultur: Ved å reprodusere scenarier som inneholder vanlige feil, bidrar simulering til å gjøre fagfolk oppmerksomme på potensielle fallgruver og dermed fremme en proaktiv sikkerhetskultur.

Tverrfaglighet: Simuleringsøkter kan bringe sammen ulike yrkesgrupper, fra leger til sykepleiere og fysioterapeuter, og bidra til en bedre forståelse av hverandres roller og styrke lagånden.

Jevnlig oppdatering: Etter hvert som medisinen utvikler seg, kan simuleringsscenarier tilpasses for å gjenspeile endringer i praksis, retningslinjer eller anbefalinger.

Simuleringsbasert opplæring i neonatologi er mye mer enn bare et undervisningsverktøy: Det er en sentral del av moderne opplæring, som sikrer at helsepersonell er i stand til å yte behandling av høyeste kvalitet til nyfødte pasienter og deres familier. I en spesialitet der feilmarginene er små, er denne forberedelsen uvurderlig.

Vanlige scenarier og hvordan de forbereder deg på den kliniske virkeligheten

I neonatologisk simulering brukes nøye utviklede scenarier for å etterligne vanlige kliniske situasjoner. Disse scenariene spiller en viktig rolle når det gjelder å forberede helsepersonell på virkeligheten på feltet. Her er noen vanlige eksempler og hvordan de gir opplæring i den kliniske virkeligheten:

Åndedrettsbesvær ved fødselen :
   Scenario: En nyfødt viser tegn på åndedrettsbesvær umiddelbart etter fødselen.
   Læring: Dette scenariet forbereder personalet på raskt å identifisere symptomer, starte maskeventilasjon og til og med utføre intubasjon om nødvendig. Det legger vekt på effektiv kommunikasjon mellom teammedlemmene og viktigheten av rask stabilisering.
Gjenopplivning av nyfødte :
   Scenario: Et nyfødt barn puster ikke og har ingen påvisbar hjerterytme etter fødselen.
   Læring: Denne øvelsen lærer deg stadiene i hjerte- og lungeredning av nyfødte, teamkoordinering og riktig bruk av medikamenter og utstyr.
Innføring av en navleven :
   Scenario: Et for tidlig født barn trenger akutt administrering av medisiner og intravenøs tilgang.
   Læring: Deltakerne lærer å legge inn en navleven korrekt, en delikat, men viktig ferdighet innen neonatologi.
Mistanke om hjernehinneblødning :
   Scenario: En nyfødt får nevrologiske symptomer og trenger en spinalpunksjon.
   Læring: Pleierne øver seg på å utføre denne tekniske prosedyren under rolige og trygge forhold, samtidig som de håndterer foreldrenes angst.

Kommunikasjon av dårlige nyheter:
Scenario: Foreldre må informeres om et alvorlig avvik eller en komplikasjon hos barnet.
Læringspoeng: Dette scenariet, som ofte fremføres med skuespillere i rollen som foreldre, lærer deg empatiske og tydelige kommunikasjonsferdigheter.

Overføring av en kritisk pasient :
Scenario: En nyfødt trenger akutt overflytting til en spesialenhet.
Læring: Personalet lærer å stabilisere og klargjøre spedbarn for transport, samtidig som de kommuniserer effektivt med transportteam og mottaksenheter.

Håndtering av en epidemi på en avdeling :
Scenario: Flere nyfødte barn utvikler en nosokomial infeksjon.
Læring: Pårørende øver seg på å identifisere kilden, iverksette isoleringstiltak og kommunisere med foreldre og andre instanser.

Disse scenariene, blant mange andre, setter fagfolk inn i situasjoner som de sannsynligvis vil møte i løpet av karrieren. Ved å oppleve dem i et kontrollert miljø får de økt selvtillit og kompetanse, slik at de er klare til å møte den kliniske virkeligheten med selvtillit og ekspertise.

Tilbakemelding, debrifing og kontinuerlig forbedring

Neonatologiens verden er kompleks, ømfintlig og i stadig utvikling. Hver eneste intervensjon, hver eneste handling og hver eneste beslutning kan få enorme konsekvenser. I denne sammenhengen er en kultur preget av tilbakemeldinger, debriefing og kontinuerlig forbedring av største betydning. Dette er veien til fremragende kvalitet og sikrer at spedbarn får best mulig behandling.

Betydningen av tilbakemeldinger :
Umiddelbarhet: Umiddelbar tilbakemelding etter en prosedyre eller interaksjon kan bidra til å forsterke god praksis eller raskt korrigere en feil. I neonatologi, der hvert sekund teller, er denne hastigheten avgjørende.
Konstruktivitet: Målet med gode tilbakemeldinger er ikke å kritisere, men å bygge opp. Det handler om å dele observasjoner, forslag og oppmuntring for å hjelpe hvert enkelt teammedlem til å forbedre seg.
Kraften i debriefing :
Kollektiv refleksjon: Etter en kritisk situasjon gir en debriefing teamet mulighet til å komme sammen, diskutere hendelsene, forstå hva som gikk bra og identifisere forbedringsområder.
Emosjonell læring: I neonatologi kan følelsene være intense. Debriefing gir rom for å bearbeide disse følelsene og tilbyr støtte og forståelse.
Forpliktelse til kontinuerlig forbedring:
Oppdatering av ferdigheter: Medisinen er i stadig utvikling. Det er viktig at fagfolk holder seg oppdatert på den nyeste forskningen, teknikkene og anbefalingene.
Tilpasning av **protokoller:** Basert på tilbakemeldinger kan protokollene tilpasses for å sikre tryggere og mer effektiv behandling.
Inkorporering av teknologier : Med fremveksten av ny teknologi er det avgjørende å tilpasse seg for å maksimere potensialet for pasientene.

Sikkerhetskultur :
> **Rapportering av hendelser:** I stedet for å straffe feil, må vi se på dem som en mulighet til å lære. Hvis feilene rapporteres raskt, kan de føre til store forbedringer.
>
> **Åpenhet:** En kultur der alle medlemmer føler seg trygge til å dele sine bekymringer, tvil og feil er avgjørende for kontinuerlig forbedring.

Neonatologi er et område der feilmarginen er minimal, og der det forventes fremragende kvalitet. Tilbakemeldinger, debriefing og kontinuerlig forbedring er ikke bare "tillegg" til praksis - det er selve kjernen i kvalitetsbehandling. Alle i teamet, fra sykepleiere til barneleger, har et kollektivt ansvar for å følge disse prinsippene for å sikre at alle barn får den beste sjansen til en sunn start på livet.

Kapittel 18

FORLATER ENHETEN NEONATOLOGI OG OPPFØLGING

Forberedelser til reisen : vurdering og opplæring av foreldre

Når de vitale tegnene til det nyfødte barnet stabiliserer seg og helsetilstanden bedrer seg, er tanken på å ta det med hjem rett rundt hjørnet. Men denne fasen, som mange foreldre ser frem til, er også fylt med bekymring. Nyfødtsykepleieren spiller en avgjørende rolle i denne overgangen og sørger for at utskrivelsen fra sykehuset går knirkefritt. Forberedelsene til denne fasen er todelt: De omfatter både medisinsk vurdering av barnet og opplæring av foreldrene.

Vurdering av nyfødte :
Klinisk stabilitet: Først og fremst er det viktig å sikre at den nyfødte er stabil nok til å forlate det kontrollerte miljøet på neonatalavdelingen. Dette innebærer regelmessige kontroller av vitale tegn, evnen til å opprettholde kroppstemperaturen og regelmessig vektøkning.
Avsluttende undersøkelser: Screeningtester, som Guthrie-testen, utføres for å identifisere eventuelle metabolske eller genetiske avvik.
Vaksinasjoner: Avhengig av alder og lengden på sykehusoppholdet kan det være nødvendig med visse vaksinasjoner før utskrivelse.

Foreldreopplæring :
Grunnleggende pleie: Selv om noen foreldre allerede har egne barn, er den spesifikke pleien som skal gis til et prematurt barn eller en nyfødt som har vært innlagt på neonatologisk avdeling, avgjørende. De må få opplæring i viktige prosedyrer som bading, bleieskift og temperaturmåling.
Ernæring: Foreldrene må være trygge på den ernæringsmetoden de har valgt, enten det er

amming, flaskemating eller, i noen tilfeller, enteral ernæring.

Advarselssignaler: Det er viktig å kjenne igjen tegnene på at barnet er i nød. Foreldre må vite når de skal søke hjelp og ikke nøle hvis de er i tvil.

Legebesøk: Det er viktig med oppfølging etter sykehusoppholdet, inkludert konsultasjoner med barnelege, fysioterapeut eller spesialister ved behov.

Emosjonell støtte :

Deling av følelser: Å forlate sykehuset er en blanding av spenning og bekymring. Sykepleieren er der for å berolige, lytte og veilede foreldrene gjennom denne nye fasen.

Eksterne ressurser: Det er viktig å gjøre foreldrene oppmerksomme på foreninger, støttegrupper og fagpersoner som kan hjelpe dem i ukene og månedene fremover.

Forberedelsene til utskrivelsen fra sykehuset er et viktig skritt, en bro mellom de trygge omgivelsene på sykehuset og familiens trygge rammer. Med grundige forberedelser, sympatisk støtte og åpen kommunikasjon kan nyfødtsykepleieren sørge for en rolig og betryggende overgang for foreldre og barn.

Sykepleierens rolle i postneonatal overvåking

Overgangen fra neonatalavdelingen til hjemmet er en milepæl i det nyfødte barnets helsereise. Nyfødtsykepleierens rolle er viktigst under sykehusoppholdet, men hans eller hennes innflytelse stopper ikke ved sykehusporten. Den postneonatale oppfølgingen er av avgjørende betydning for å sikre kontinuitet i omsorgen og garantere barnets sikkerhet og velvære.

Hjemmebesøk :
For noen nyfødte kan det organiseres hjemmebesøk, slik at helsesøster kan vurdere barnets miljø, kontrollere at medisinske anbefalinger følges og gi støtte til foreldrene.

Oppfølgingsklinikker :
Mange nyfødtavdelinger tilbyr etterfødselssamtaler. Her spiller sykepleieren en nøkkelrolle ved å vurdere den nyfødtes vekst og utvikling, gi vaksiner og sørge for at alt går bra.

Etter- og videreutdanning :
I tillegg til å gi medisinsk behandling, gir sykepleierne også foreldrene opplæring. Enten det gjelder ernæring, søvn eller barnets skiftende behov, gir sykepleieren råd og anbefalinger om hvordan de best kan navigere i denne nye fasen.

Henvisning til andre spesialister:
Hvis barnet har spesielle behov, er helsesøster ofte det første kontaktpunktet for å henvise foreldrene til andre fagpersoner, for eksempel fysioterapeut, logoped eller ernæringsfysiolog.

Psykologisk støtte :
Overgangen fra sykehuset til hjemmet kan være følelsesmessig utfordrende for foreldrene. Sykepleieren er der for å lytte, berolige og foreslå passende ressurser ved behov.

Koordinering med barnelege :
Sykepleieren samarbeider tett med den nyfødtes barnelege for å sikre at den medisinske oppfølgingen er konsekvent og dekker barnets spesifikke behov.

Deltakelse i forskning :
Mange nyfødtsykepleiere deltar i longitudinelle studier der de følger de nyfødte de har tatt seg av, for å forstå utviklingen av deres helse og bidra til kunnskapsutvikling.

Sykepleierens oppfølging etter fødselen er avgjørende for å sikre en helhetlig omsorg for det nyfødte barnet. Sykepleiernes tilstedeværelse, kompetanse og engasjement gir foreldrene en uvurderlig trygghet og spiller en avgjørende rolle for barnets helse og utvikling.

Overgangen til pediatrisk behandling

Neonatologien er en unik og spesialisert verden. Men i likhet med metaforen om knoppen som blir til en blomst, kommer det en tid da det nyfødte barnet forlater denne beskyttende kokongen og integreres i det pediatriske behandlingsforløpet. Denne overgangen er viktig for å sikre kontinuitet i omsorgen og for å støtte familiene i denne nye fasen av barnets liv.

Innledende vurdering :

Når barnet er klart til å skrives ut fra neonatalavdelingen, gjennomføres en omfattende vurdering for å fastslå barnets helsetilstand og identifisere eventuelle behov for pediatrisk behandling.

Forberede foreldre :

For mange foreldre kan det være skremmende å forlate den trygge verdenen på nyfødtavdelingen. De medisinske teamene fokuserer på opplæring og forbereder foreldrene på hva som venter, fra regelmessige konsultasjoner hos barnelegen til vaksinasjoner og barnets utvikling og vekst.

Planlegging av overføringen :

I samarbeid med barnelegene utarbeides det en behandlingsplan som sikrer at all relevant informasjon deles, og at de neste nødvendige konsultasjonene og oppfølgingene planlegges.

- Innledende tett oppfølging :
    I de første ukene etter utskrivelsen fra nyfødtavdelingen blir barna ofte fulgt nøye opp av barnelegen for å sikre at overgangen går greit og at de fortsetter å vokse og utvikle seg som de skal.
- Integrering av spesialister :
    For enkelte barn med spesifikke behov kan andre spesialister integreres i oppfølgingen, for eksempel kardiologer, nevrologer eller logopeder.
- Emosjonell støtte :
    Når foreldrene skal tilpasse seg denne nye fasen, er det viktig å tilby dem emosjonell støtte. Støttegrupper, konsultasjoner med psykologer eller andre ressurser kan hjelpe dem gjennom denne overgangen.
- Etter- og videreutdanning :
    Barnets vekst og utvikling stopper ikke etter neonatalavdelingen. Foreldre fortsetter å få informasjon om ernæring, søvn, milepæler i utviklingen og mange andre relevante temaer etter hvert som barnet vokser.

Overgangen til pediatrisk behandling er en grunnleggende fase i alle barns medisinske reise. Med riktig støtte, åpen kommunikasjon og nøye planlegging kan denne overgangen gjøres så smidig og sømløs som mulig for barnet og familien.

Kapittel 19

NEVROUTVIKLING I NEONATOLOGI

Grunnlaget for nevroutvikling det for tidlig fødte barnet

For tidlig fødsel utgjør en spesiell utfordring når det gjelder nevrologisk utvikling. Hjernen til premature barn er både sårbar og plastisk, noe som betyr at den er mottakelig for påvirkning fra omgivelsene, på godt og vondt. For å forstå detaljene i nevroutviklingen hos for tidlig fødte barn må vi dykke ned i denne fascinerende reisen av vekst og tilpasning.

Embryonalstadiet: grunnlaget for alt
Allerede før fødselen er fosterets hjerne aktiv og legger grunnlaget for det som skal bli barnets nevrologiske nettverk. Nevroner dannes, migrerer og etablerer de første forbindelsene. Dette er en avgjørende periode, og en for tidlig fødsel avbryter denne prosessen og flytter den fra livmoren til verden utenfor.

Sårbarheten til den premature hjernen :
På grunn av den ufullstendige modningen er hjernen til premature barn spesielt sårbar for aggresjon, enten den er fysisk, for eksempel en skade, eller kjemisk, for eksempel oksygenmangel. Disse utfordringene kan få konsekvenser for den kognitive, motoriske og sensoriske utviklingen.

Hjerneplastisitet: et tveegget sverd
Plastisitet refererer til hjernens evne til å omforme seg selv som respons på omgivelsene. Det er en forbløffende evne, spesielt hos for tidlig fødte barn. Den kan gjøre det mulig å komme seg etter skader, men det betyr også at negative opplevelser kan få varige konsekvenser.

- Målrettede tiltak :
  I nyfødtomsorgen forsøker man å minimere stress og skape et miljø som fremmer hjernens utvikling. Dette kan innebære metoder som hud-mot-hud-kontakt, kontrollert sansestimulering eller bruk av musikk.
- Longitudinell overvåking :
  Når det gjelder for tidlig fødte barn, slutter ikke overvåkingen av den nevrologiske utviklingen når de forlater sykehuset. Regelmessige vurderinger gjør det mulig for oss å oppdage eventuelle forsinkelser eller mangler og gripe inn raskt.
- Foreldrenes og omsorgspersonenes rolle :
  Deres rolle er avgjørende for at premature barn skal få en optimal nevrologisk utvikling. Forståelse, tålmodighet og engasjement kan utgjøre hele forskjellen.
- Forskning og håp :
  Forskningen på nevroutvikling hos for tidlig fødte barn gjør store fremskritt, noe som gir håp om bedre intervensjoner og enda mer positive resultater i fremtiden.

Den nevrologiske utviklingen hos for tidlig fødte barn er en kompleks reise, full av fallgruver, men også av motstandskraft og potensial. Takket være medisinske fremskritt, helsepersonellets inngående kunnskap og familiens uvurderlige støtte har disse små krigerne alle muligheter til å nå sitt fulle potensial.

Omsorgens og miljøets innvirkning på hjernens utvikling

Utviklingen av et nyfødt barns hjerne er en kompleks og dynamisk prosess, spesielt for barn som er født for tidlig.

Hver eneste erfaring, hvert eneste stimuli og hver eneste mangel kan sette sitt preg på den modnende hjernen. For å optimalisere den nevrologiske utviklingen hos nyfødte barn er det avgjørende å forstå hvordan omsorg og miljø påvirker dem.

Det sensoriske miljøet :
Til tross for at neonatalavdelinger spiller en viktig rolle, kan de være støyende og lyse steder. Hjernen til nyfødte barn, spesielt for tidlig fødte barn, er følsom for denne sensoriske overbelastningen. Et rolig miljø, dempet belysning og begrenset eksponering for høye lyder kan fremme en sunn utvikling av hjernen.

Positive opplevelser :
Tiltak som hud-mot-hud-kontakt, foreldrenes beroligende stemmer og forsiktig berøring bidrar til å styrke nerveforbindelsene. Denne positive stimuleringen kan til og med redusere effekten av stressende opplevelser.

Stress og smerte :
Medisinske prosedyrer, selv om de er nødvendige, kan forårsake stress eller smerte for den nyfødte. Gjentatt eksponering for stress kan påvirke hjernens evne til å håndtere stress på lang sikt.

Ernæring :
Hjernen trenger tilstrekkelig næring for å utvikle seg riktig. Et optimalt inntak av næringsstoffer, spesielt omega-3-fettsyrer, er avgjørende for myeliniseringen av nevroner og dannelsen av synapser.

Sosial interaksjon :
Spedbarnets første samspill med omsorgspersoner og foreldre spiller en avgjørende rolle for utviklingen av sosiale og emosjonelle ferdigheter. Konstant emosjonell

støtte, respons tilpasset barnets behov og interaktiv stimulering er avgjørende.

Berikelse av miljøet :
Et miljø rikt på passende stimulering kan fremskynde hjernens utvikling. Det kan være passende leker, musikk og til og med høytlesning.

Sikkerhet og tilknytning :
En følelse av trygghet, forsterket av en sterk tilknytning til foreldrene, har en svært positiv innvirkning på hjernens utvikling. Det fremmer emosjonell, kognitiv og sosial vekst.

Virkningen av narkotika :
Enkelte legemidler som gis i nyfødtomsorgen, kan påvirke hjernens utvikling. Det er derfor viktig å følge nøye med på nyfødte som får medisiner.

Betydningen av søvn :
Søvn spiller en grunnleggende rolle for hukommelseskonsolidering og hjernens modning. Det er derfor viktig å sikre regelmessige, uforstyrrede søvnsykluser.

De første dagene, ukene og månedene av et barns liv er avgjørende for dets nevrologiske utvikling. Hvert eneste inngrep, hvert eneste valg av miljø og hvert eneste samspill er med på å forme barnets nevrologiske fremtid. Ved å forstå og respektere disse nyansene kan omsorgspersoner og foreldre legge et best mulig grunnlag for vekst og utvikling i disse små livene.

Strategier for å støtte optimal nevral utvikling

Hjernen til en nyfødt baby er et vidunder i stadig utvikling, og kan sammenlignes med et blankt lerret som gradvis får nye farger for hver ny erfaring. Grunnlaget for hjernen er i stor grad genetisk betinget, men det er miljøet, den tidlige omsorgen og samspillet som virkelig former den. Det finnes ulike strategier for å optimalisere den nevrale utviklingen:

Passende sensorisk stimulering :
Å utsette nyfødte for varierte, men ikke overbelastende stimuli, for eksempel myke teksturer, beroligende musikk eller mors lukt, kan styrke nevronforbindelsene.

Hud-mot-hud-kontakt :
Denne praksisen, også kjent som "kengurumetoden", stimulerer ikke bare produksjonen av tilknytningshormonet oksytocin, men fremmer også kognitiv og emosjonell utvikling.

Stemmeinteraksjon :
Å snakke, synge eller bare hviske til babyen stimulerer den auditive utviklingen og styrker båndet mellom dere.

Optimal ernæring :
Et riktig næringsinntak, rikt på essensielle fettsyrer, proteiner og mikronæringsstoffer, er avgjørende for hjernens utvikling.

Stabilt miljø :
Et forutsigbart og betryggende miljø der babyen føler seg trygg og komfortabel, bidrar til en rolig nevral utvikling.

Visuell stimulering :
Objekter i bevegelse, kontraster og farger kan bidra til å utvikle babyens syn, selv om overdreven stimulering bør unngås.

Stressreduksjon :
Et rolig miljø, betryggende rutiner og skånsomme medisinske inngrep kan bidra til å redusere stresshormonet kortisol hos nyfødte.

Spill og utforskning :
Etter hvert som barnet vokser, bidrar det til hjernens plastisitet å gi det alderstilpassede leker og oppmuntre det til å utforske omgivelsene.

Lesing :
Selv om babyer ikke forstår ord, stimulerer det fantasien og nysgjerrigheten å lytte til historier og se på bilder.

Emosjonelle bånd :
Et varmt, kjærlig og omsorgsfullt samspill styrker ikke bare båndet mellom foreldre og barn, men stimulerer også barnets emosjonelle og sosiale utvikling.

Passende fysisk trening :
Aktiviteter som å bevege babyens armer og ben, eller "babygymnastikk", kan styrke koordinasjonen og den motoriske utviklingen.

Kognitiv stimulering :
Å spille enkle spill, løse små problemer og samhandle med omgivelsene bidrar til å stimulere tenkning og hukommelse.

Ved å kombinere omsorg og stimulering kan vi bidra til å forme barnets nevrale landskap og legge grunnlaget for en tilfredsstillende kognitiv, emosjonell og sosial fremtid.

Kapittel 20

PALLIATIV BEHANDLING INNEN NEONATOLOGI

Når og hvorfor de trengs

Palliativ behandling av nyfødte med livsbegrensende sykdommer eller tilstander som er uforenlige med et forlenget liv, er en del av neonatologien. Det er ikke bare omsorg ved livets slutt, men en tilnærming som tar sikte på å forbedre livskvaliteten til den nyfødte og familien.

Ved behov :
- **Alvorlige medfødte misdannelser:** Noen barn fødes med misdannelser som ikke kan korrigeres kirurgisk, eller som vil føre til store lidelser eller dårlig livskvalitet.
- **Alvorlige nevrologiske tilstander:** Alvorlige hjerneskader, kromosomavvik eller metabolske sykdommer kan begrense lengden og livskvaliteten til det nyfødte barnet.
- **Dysfunksjon i flere organer:** For eksempel alvorlig hjerte-, nyre- eller respirasjonssvikt som ikke responderer på behandling.
- **Uunngåelig utfall:** I tilfeller der døden er nært forestående, uansett hvilke tiltak som iverksettes.

Hvorfor de er nødvendige :
- **Smertelindring og komfort:** Palliativ behandling sikrer at det nyfødte barnet får nødvendig medisinering og pleie for å ha det så komfortabelt som mulig, slik at smerte og angst minimeres.
- **Emosjonell og psykologisk støtte:** De tilbyr støtte til foreldre og familier og hjelper dem med å håndtere komplekse følelser og sorg.
- **Informerte beslutninger:** De gir foreldrene omfattende og forståelig informasjon som hjelper dem med å ta informerte beslutninger om barnets behandling.

Respekt for familiens ønsker: Palliativ behandling tar hensyn til familiens verdier, tro og ønsker når det gjelder barnets behandling.

Kontinuitet i omsorgen: De tilbyr kontinuitet i omsorgen og sørger for at behovene til den nyfødte og familien blir ivaretatt i alle faser, fra diagnose til utfall, inkludert støtte til familien etter døden.

Tverrfaglig tilnærming: De involverer et team av barneleger, sykepleiere, sosialarbeidere, psykologer, spirituelle terapeuter og andre spesialister for å gi helhetlig omsorg.

Til tross for de store fremskrittene som er gjort innen neonatologi, kan det oppstå situasjoner der det ikke er mulig å gjenopprette eller forlenge overlevelsen. I disse øyeblikkene gir palliativ behandling innen neonatologi et glimt av medmenneskelighet og sørger for at alle nyfødte behandles med verdighet, kjærlighet og respekt, og at alle familier får støtte på veien.

Hvordan man tilnærmer seg omsorg Livets slutt med medfølelse

Omsorg ved livets slutt krever stor følsomhet, empati og forståelse. For helsepersonell er dette ikke bare en klinisk utfordring, men også en emosjonell utfordring der den menneskelige tilnærmingen kommer først. Slik kan det gjøres med medfølelse:

Aktiv lytting: Ved å være til stede og lytte aktivt til pasienten og familien kan vi forstå deres frykt, behov og ønsker. Det gir dem et rom der de kan uttrykke følelsene sine uten å bli dømt.

Åpen kommunikasjon: Det er viktig å kommunisere tydelig, ærlig og sensitivt. Informasjon bør gis på en forståelig måte, samtidig som pasientens og familiens følelser og overbevisninger respekteres.

Tilstedeværelse og tilgjengelighet: Noen ganger kan det være en stor trøst bare å være til stede. Det er uvurderlig å forsikre pasienten og de pårørende om at du er tilgjengelig for å imøtekomme deres behov eller bare være sammen med dem.

Emosjonell støtte: Anerkjennelse og validering av pasientens og familiens følelser. Det kan være nyttig å tilby psykologisk støtte eller støttende terapi.

Respektere pasientens ønsker: Alle har sine egne ønsker og overbevisninger når det gjelder livets sluttfase. Det er viktig å respektere disse valgene, enten de er medisinske, åndelige eller kulturelle.

Oppmerksomhet på detaljer: Små ting, som å skape en fredelig atmosfære i rommet eller spille pasientens favorittmusikk, kan utgjøre en stor forskjell.

Åndelig støtte: For de som har troen som en viktig faktor, kan det å gi åndelig støtte eller legge til rette for tilgang til religiøse tjenester være en kilde til trøst.

Kontinuitet i behandlingen: Sikre en smidig overgang mellom sykehusbehandling og behandling hjemme, eller mellom ulike behandlere, slik at pasienten alltid føler seg ivaretatt og forstått.

Familiestøtte: Familiene går også gjennom en vanskelig tid. Tilbud om støtte, opplæring og ressurser kan hjelpe dem til å komme seg gjennom denne perioden med styrke og motstandsdyktighet.

Smertebehandling: Sørg for at pasienten har det så komfortabelt som mulig ved å håndtere smerter og andre ubehagelige symptomer på riktig måte.

Personlig refleksjon: Hvis du som helsepersonell tar deg tid til å reflektere over dine egne følelser og overbevisninger rundt livets slutt, kan det hjelpe deg til å være mer nærværende og medfølende.

Å nærme seg omsorg ved livets slutt med medfølelse innebærer å se forbi sykdommen og anerkjenne hvert enkelt individs egenverdi og verdighet. Det er i disse skjebnesvangre øyeblikkene at hjertet i legeyrket kommer til syne, der vitenskapen møter medmenneskelighet.

Støtte til familier i disse vanskelige øyeblikkene

I neonatologiens turbulente verden, der medisinske team fokuserer på den livsviktige omsorgen for spedbarn, er det like viktig å huske på familiene som navigerer i disse ukjente farvannene. For mange innebærer disse øyeblikkene en kompleks blanding av glede, angst, håp og usikkerhet. Å støtte disse familiene i denne vanskelige tiden er ikke bare en vennlig gest, det er en viktig del av helbredelses- og velværeprosessen.

Kjernen i denne støtten er erkjennelsen av at hver familie er unik. Noen ønsker å forstå alle medisinske detaljer, mens andre drukner i mengden av informasjon. Noen finner trøst i ensomhet, andre i fellesskap. Lytting blir dermed det mest verdifulle verktøyet. Ved å lytte aktivt kan det medisinske teamet identifisere de spesifikke behovene til hver enkelt familie og skreddersy støtten deretter.

Men det er ikke nok å lytte. Familiene må forsikres om at barnet deres får best mulig omsorg. De må føle at de er en integrert del av behandlingsteamet. Det betyr at de må holdes informert, involveres i medisinske beslutninger der det er mulig, og at deres valg og overbevisninger respekteres.

Pedagogiske ressurser spiller også en viktig rolle. Ved å gi tydelig og forståelig informasjon om medisinske tilstander, behandlinger og prosedyrer kan familiene føle at de har mer kontroll og er bedre rustet til å støtte barnet sitt.

Emosjonell støtte er imidlertid fortsatt viktig. Familier trenger rom der de kan uttrykke sin frykt, sørge over tap, feire små seire og finne håp i de mørkeste stundene. Dette kan gjøres av psykologiske støtteteam, likemannsgrupper eller rett og slett et medlem av det medisinske teamet som er villig til å sette seg ned og dele et øyeblikk.

Å støtte familier i denne vanskelige tiden er en medmenneskelig handling som anerkjenner kompleksiteten og dybden i den menneskelige erfaringen. Det er et beroligende klapp på skulderen, et medfølende blikk, et lyttende øre og fremfor alt et hjerte som er åpent for den andres sårbarhet. I nyfødtomsorgens ballett er det denne støtten som utgjør den stille, men kraftfulle musikken som håpet danser til.

Kapittel 21

MILJØ OG UTFORMING AV NEONATALAVDELINGEN

Betydningen av et egnet miljø: lys, lyd, temperatur, etc.

Neonatologi er mye mer enn bare en medisinsk vitenskap; det er en delikat kunst å balansere banebrytende teknologi med urmenneskelige instinkter. Kjernen i denne kunsten er å skape et optimalt miljø for nyfødte barn, spesielt de som er for tidlig fødte eller trenger intensivbehandling. Miljøet, som påvirkes av faktorer som lys, lyd og temperatur, spiller en avgjørende rolle for spedbarnets utvikling og velvære.

Ta for eksempel **lys**. I livmoren er fosteret beskyttet mot direkte, sterkt lys. På neonatalavdelingen etterligner mykt, dempet lys dette miljøet, minimerer overdreven stimulering og oppmuntrer til regelmessige søvnsykluser, noe som er viktig for den cerebrale og fysiske utviklingen. I tillegg har studier vist at perioder med mørke kan bidra til å regulere døgnrytmen hos premature barn, noe som fremmer sunn søvn og bedre vektøkning.

Lyd er minst like viktig. På neonatalavdelinger kan det være mye støy, med konstante alarmer, samtaler og maskinstøy. Et altfor støyende miljø kan øke stressnivået hos nyfødte og påvirke hjertefrekvensen, pusten og oksygennivået. For å minimere disse effektene er avdelingene ofte utformet for å dempe støyen, og personalet er opplært til å snakke lavt. Beroligende lyder, som mors hjerteslag eller en rolig vuggesang, kan til og med brukes for å roe ned en urolig baby.

Endelig er **temperaturen av** avgjørende betydning. Nyfødte barn, spesielt premature, har ennå ikke utviklet evnen til å regulere kroppstemperaturen effektivt. En kontrollert omgivelsestemperatur, kombinert med bruk av oppvarmede tepper eller kuvøser, bidrar til å opprettholde en stabil kroppstemperatur, noe som er avgjørende for vekst og metabolisme.

Hvert av disse elementene kan hver for seg virke små, men sammen utgjør de en harmonisk helhet, en kokong av omsorg som støtter hvert øyeblikk i det nyfødte barnets skjøre liv. I dette nøye orkestrerte miljøet teller hver eneste detalj, noe som gjenspeiler det medisinske teamets engasjement for å gi best mulig omsorg. Til syvende og sist er det denne omhyggelige omsorgen for miljøet som ofte utgjør forskjellen mellom overlevelse og velstand for disse små skapningene.

Design og layout :
av den tradisjonelle enheten
til familieenheter med fokus på

Neonatalomsorgen, som en gang var dominert av sterile bilder av kuvøser på rekke og rad og blinkende monitorer, har gjennomgått en radikal forvandling de siste tiårene. Denne utviklingen, som er drevet frem av en bedre forståelse av de emosjonelle og fysiologiske behovene til nyfødte og deres familier, har omdefinert selve konseptet for utforming og utforming av neonatalavdelinger.

Tradisjonelt har neonatalavdelinger vært kliniske, funksjonelle og optimaliserte rom for pleiepersonalet. Kuvøsene var ofte gruppert sammen i et stort rom, slik at pleiepersonalet kunne overvåke mange barn samtidig. Denne konfigurasjonen var utvilsomt effektiv ut fra et driftsmessig synspunkt, men den neglisjerte ofte det menneskelige aspektet ved omsorgen. Foreldrene befant seg på sidelinjen, kunne bare være sammen med barnet sitt i korte perioder og var ofte adskilt av en glassrute.

Bevisstheten om fordelene med **familiesentrerte avdelinger** har ført til en ny utforming av nyfødtavdelingene. Disse avdelingene er utformet for å sette familiene i sentrum for omsorgen og anerkjenne deres viktige rolle som omsorgspartnere for barna sine. På disse avdelingene har foreldrene sitt eget rom, ofte utstyrt med en sofa eller seng, slik at de kan være i nærheten av barnet døgnet rundt. Dette konstante nærværet av foreldrene har blitt assosiert med bedre resultater for nyfødte, blant annet tidligere utskrivning fra sykehuset, bedre vektøkning og større emosjonell stabilitet.

Men overgangen til sentrerte familieenheter handler ikke bare om å gi foreldrene mer plass. Det er en forvandling som tar hensyn til naturlig lys, beroligende farger, naturlige materialer og støyreduksjon. Resultatet er et miljø som ikke bare fremmer babyens, men hele familiens velvære.

Denne overgangen fra et rent klinisk design til et familiesentrert rom er ikke bare et spørsmål om estetikk eller komfort. Det handler om å anerkjenne betydningen av emosjonelle bånd i helbredelsesprosessen, akseptere at foreldre ikke bare er besøkende, men nøkkelpersoner i barnets behandling, og tilpasse omgivelsene deretter.

Disse endringene i nyfødtavdelingenes utforming og utforming representerer en utvikling mot en mer helhetlig tilnærming til pleie og omsorg, der pasientens og familiens emosjonelle og fysiske velvære står i sentrum for alle beslutninger.

Påvirkning på nyfødtes, familiers og ansattes velvære

Utformingen og strukturen på en nyfødtavdeling er ikke bare et spørsmål om estetikk eller funksjonalitet, men har stor innvirkning på trivselen til alle involverte. Både de nyfødte, familiene og det medisinske personalet drar nytte av en godt utformet avdeling.

For nyfødte: Et optimalisert miljø med fokus på barnets velvære fremmer en sunn utvikling. Avdelinger som tar hensyn til naturlig lys, minimerer støynivået og tilbyr rom som innbyr til hud-mot-hud-kontakt mellom foreldre og barn, bidrar til mer stabil vekst og utvikling hos nyfødte. Dessuten kan et rolig og mindre stressende miljø ha en positiv innvirkning på barnets døgnrytme, vektøkning og til og med evnen til å bekjempe infeksjoner.

For familier: Å være foreldre til et barn på en nyfødtavdeling kan være en traumatisk og stressende opplevelse. Familiesentrerte avdelinger anerkjenner og verdsetter foreldrenes rolle som partnere i omsorgen. De tilbyr et sted der foreldrene kan hvile, lade opp og tilbringe kvalitetstid med barnet sitt. Dette styrker ikke bare båndet mellom foreldre og barn, men gir også foreldrene en følelse av involvering og kontroll, noe som reduserer stress og angst.

For personalet: Sykepleiere, leger og andre ansatte har også nytte av et godt utformet miljø. Ergonomisk utformede arbeidsområder forbedrer effektiviteten, reduserer trettet og minimerer feil. Rom for avslapning og restitusjon kan bidra til å håndtere stresset som er forbundet med denne typen arbeid. Når de ansatte jobber på en avdeling som verdsetter samarbeid mellom pleiere og pårørende, føler de seg dessuten ofte mer tilfredse og verdsatt i rollen sin, noe som kan føre til at de ansatte blir værende og kvaliteten på pleien blir bedre.

Å ta hensyn til alle aspekter av velvære, både for pasienter, pårørende og helsepersonell, er en investering som lønner seg. Effekten måles ikke bare i form av bedre medisinske resultater, men også i form av tilfredshet, styrkede relasjoner og en bedre totalopplevelse for alle.

Kapittel 22

HÅNDTERING AV INFEKSJONER PÅ NYFØDTAVDELINGER

Forebygging, oppdagelse og behandling av vanlige infeksjoner

Infeksjonsforebygging er av avgjørende betydning i den sårbare nyfødtomsorgen. Nyfødte barn, spesielt for tidlig fødte barn, har et umodent immunforsvar, noe som gjør dem spesielt sårbare for infeksjoner. Håndtering av disse infeksjonene krever en integrert tilnærming som omfatter forebygging, tidlig oppdagelse og riktig behandling.

1. Forebygging :

    Hygienetiltak: Første forsvarslinje mot smitte er upåklagelig hygiene. Dette innebærer hyppig og grundig håndvask og bruk av sterile hansker, frakker og munnbind ved håndtering av nyfødte.

    Isolering: Spedbarn som mistenkes eller bekreftes å bære på en infeksjon, bør isoleres for å hindre spredning.

    Antibiotikaprofylakse: I visse tilfeller kan antibiotika gis som et forebyggende tiltak, særlig til høyrisikobarn.

    Vaksinasjoner: Noen vaksiner kan gis fra fødselen av, for eksempel hepatitt B-vaksine.

2. Deteksjon :

    Kontinuerlig overvåking: Regelmessig overvåking av vitale tegn kan gi indikasjoner på mulig infeksjon.

    Kliniske tegn: Irritabilitet, slapphet, ustabil kroppstemperatur, puste- eller spisevansker kan være tegn på infeksjon.

    Laboratorietester: Blod-, urin- eller cerebrospinalprøver tas for å påvise tilstedeværelse av bakterier eller andre patogener.

3. Behandling :

    Antibiotikabehandling: Når infeksjonen er bekreftet, settes det i gang en målrettet antibiotikakur. Det er viktig å velge riktig antibiotikum avhengig av hvilket smittestoff som er identifisert.

Støtte til vitale funksjoner: I alvorlige tilfeller kan det være nødvendig med respiratorisk eller kardiovaskulær hjelp.

Ernæring: Tilstrekkelig ernæring er avgjørende for å støtte barnets vekst og bidra til å bekjempe infeksjoner.

Foreldreopplæring: Foreldrene må informeres om tegn på infeksjon og hvilke tiltak som må iverksettes hjemme, spesielt med tanke på hygiene og medisinering.

Neonatologi krever konstant årvåkenhet. Tett samarbeid mellom pleiepersonalet og familiene er avgjørende for å forebygge, oppdage og behandle infeksjoner på en effektiv måte og dermed sikre de beste sjansene for bedring for disse skjøre skapningene.

Hygieniske protokoller

Neonatologi, med sin svært sårbare populasjon, krever en svært spesialisert tilnærming til hygiene. Hygienerutiner er strenge og avgjørende for å forebygge nosokomiale infeksjoner, som kan ha alvorlige eller til og med dødelige konsekvenser for nyfødte barn.

1. Håndhygiene :
    Hyppighet: Hendene skal vaskes før og etter hver kontakt med nyfødte, etter berøring av potensielt kontaminerte overflater og før utførelse av sterile prosedyrer.
    Teknikk: Håndvask bør vare i minst 30 sekunder med en mild såpe og en egnet teknikk som dekker alle overflater. Bruk av hydroalkoholholdige løsninger kan anbefales hvis det ikke er synlig tilsmussing.

2. Personlig verneutstyr (PPE) :

   Sterile hansker: Brukes ved alle invasive prosedyrer eller ved kontakt med sekreter.

   Kittel, maske og vernebriller: Brukes der det er fare for at kroppssekreter kan sprute ut eller under spesifikke prosedyrer.

3. Miljøhygiene :

   Regelmessig rengjøring: Overflater, gulv, apparater og utstyr må rengjøres og desinfiseres regelmessig med egnede produkter.

   Avfallshåndtering : Biomedisinsk avfall må avhendes på en sikker måte i henhold til strenge protokoller.

4. Hygiene for medisinsk utstyr :

   Sterilisering: Alt utstyr som kommer i direkte kontakt med det nyfødte barnet (sonder, katetre) må være sterilt.

   Engangsbruk: Engangsutstyr skal kastes etter én gangs bruk for å unngå krysskontaminering.

5. Isolasjon :

   Tilfeller av infeksjon : Spedbarn med bekreftet eller mistenkt infeksjon bør isoleres for å hindre spredning til andre pasienter.

6. Opplæring og bevisstgjøring :

   Pleiepersonell : Må få regelmessig opplæring og oppdatering i hygienerutiner.

   Familier: De må gjøres oppmerksomme på viktigheten av hygienetiltak, spesielt håndvask, når de er i kontakt med barnet.

7. Overvåking og tilbakemelding :

   Epidemiologisk overvåking: Gjør det mulig å oppdage eventuelle epidemier eller økning i infeksjoner raskt og tilpasse protokollene deretter.

   Tilbakemelding: Oppfordre de ansatte til å rapportere eventuelle mangler eller problemer som observeres i forbindelse med anvendelsen av protokollene for kontinuerlig forbedring.

Strengt overholdelse av disse neonatale hygienereglene er avgjørende for å ivareta sikkerheten til spedbarna som er i vår varetekt. Alle involverte, fra leger til familier, har en rolle å spille i denne forebyggingskjeden.

Vaksinasjon og profylakse i neonatologi

Neonatologi er et ømfintlig område der man tar seg av nyfødte barn, hvorav mange er premature og har et umodent immunforsvar. Dette gjør dem spesielt sårbare for infeksjoner. Heldigvis har legevitenskapen utviklet metoder for å beskytte disse små pasientene gjennom vaksinasjon og profylakse.

1. Vaksinasjon i neonatologi :
    Viktighet: Selv i denne alderen er det viktig å gi nyfødte barn visse vaksiner for å beskytte dem mot potensielt dødelige sykdommer.
    BCG-vaksine: Administreres i noen deler av verden for å beskytte mot tuberkulose.
    Hepatitt B-vaksine: Den første dosen gis ofte kort tid etter fødselen, særlig hvis moren er bærer av hepatitt B-viruset.
    Passiv vaksinasjon: I noen tilfeller får nyfødte immunglobuliner, som er ferdigproduserte antistoffer, for å gi midlertidig beskyttelse mot visse sykdommer.
2. Profylakse innen neonatologi :
    Antibiotikaprofylakse: Hos visse høyrisikobarn kan antibiotika gis fra fødselen av for å forebygge mulige bakterieinfeksjoner.
    Antiviral profylakse: Nyfødte som utsettes for virus som HIV, kan få antivirale legemidler som profylakse.
    Profylakse av hemolytisk sykdom hos nyfødte: Rh-negative mødre som føder et Rh-positivt barn, kan få

en injeksjon med anti-D-immunglobulin for å forebygge denne tilstanden ved senere svangerskap.

Profylakse av prematuritetsretinopati: I noen tilfeller brukes strengt kontrollert oksygenbehandling for å forebygge denne øyesykdommen hos premature barn.

3. Spesifikke hensyn :

   Samtykke: Foreldre må informeres om alle fordeler, risikoer og alternativer før en vaksine eller profylaktisk behandling gis.

   Overvåking: Etter vaksinasjon eller profylakse er det viktig å overvåke nyfødte med tanke på mulige bivirkninger eller reaksjoner.

   Planlegging: Det må utarbeides en hensiktsmessig vaksinasjonsplan for å sikre at den nyfødte får alle nødvendige doser av hver vaksine.

Vaksinasjon og profylakse spiller en avgjørende rolle i neonatologien, og utgjør en forsvarslinje mot sykdommer som ellers kan få ødeleggende konsekvenser for de små pasientene. Nøkkelen er nøye implementering, åpen kommunikasjon med foreldrene og nøye overvåking for å sikre den nyfødtes sikkerhet og velvære.

Kapittel 23

ATYPISKE KARRIEREVEIER : TVILLINGENE, MISDANNELSER OSV.

Håndtering av komplekse og sjeldne situasjoner

Selv om neonatologi fokuserer på pleie av nyfødte barn, omfatter det et bredt spekter av medisinske tilstander, fra de vanligste til de mest sjeldne. Disse komplekse situasjonene krever ikke bare medisinsk spisskompetanse, men også finesse i kommunikasjonen og empatisk forståelse for de berørte familiene.

1. Gjenkjenning og diagnose :
    Nøye overvåking: Ved atypiske symptomer er det viktig med konstant overvåking av det nyfødte barnet for å oppdage tidlige tegn på en sjelden tilstand.
    Differensialdiagnose: Bruk av en metodisk tilnærming for å eliminere vanlige årsaker og rette undersøkelsene mot sjeldnere tilstander.
    Avansert teknologi: Bruk av genetisk og molekylær diagnostikk kan bidra til å identifisere sjeldne tilstander.
2. Intervensjon og håndtering :
    Individualisert behandlingsplan: Hver enkelt sjelden tilstand kan kreve en unik tilnærming som kombinerer standardbehandlinger med eksperimentelle eller innovative behandlinger.
    Spesialistkonsultasjon: Det kan være nødvendig å innhente råd eller behandlingsanbefalinger fra eksperter på bestemte områder, noen ganger også internasjonalt.
    Tilpasningsdyktighet: Det finnes kanskje ikke etablerte protokoller for visse sjeldne tilstander, noe som krever fleksibilitet og kreativitet i håndteringen.
3. Emosjonell og psykologisk støtte :
    Kommunikasjon med familiene: Forklar den komplekse tilstanden og eventuelle usikkerhetsmomenter med empati, og gi tydelig og ærlig informasjon.

Psykologisk støtte: Tilby foreldrene møter med psykologer eller sosialarbeidere for å hjelpe dem med å håndtere stress og følelser.

Støttenettverk: Henvis familiene til foreninger eller støttegrupper som spesialiserer seg på sjeldne tilstander, slik at de kan dele erfaringer og få råd.

4. Tverrprofesjonelt samarbeid :

Tverrfaglig team: Behandlingen av sjeldne tilstander kan kreve ekspertise fra mange spesialister, fra genetikk til kirurgi.

Forskning og opplæring: Samarbeid med forskningssentre og akademiske institusjoner kan gi verdifull innsikt og bidra til kontinuerlig opplæring av behandlingsteamet.

5. Forutseende og planlegging :

Langsiktig plan: Forutse den nyfødtes fremtidige behov etter hvert som han eller hun vokser, særlig når det gjelder medisinsk oppfølging, utvikling og pedagogisk støtte.

Overgang til pediatrisk spesialisthelsetjeneste: Sikre en smidig overgang fra nyfødtavdelingen til andre spesialiteter som skal ta seg av barnet etter hvert som det vokser til.

Komplekse og sjeldne situasjoner innen neonatologi setter det medisinske teamets ferdigheter og utholdenhet på prøve. De krever en kombinasjon av kunnskap, kliniske ferdigheter, medfølelse og samarbeid for å gi best mulig omsorg for nyfødte og støtte familiene deres gjennom uventede utfordringer.

Koordinering av pleie og omsorg for flere situasjoner

Innen neonatologi er det ikke uvanlig å møte nyfødte med flere samtidige komplikasjoner som krever tverrfaglig behandling. Effektiv koordinering av behandlingen i slike situasjoner er avgjørende for å optimalisere den nyfødtes velvære og støtte familien.

1. Innledende vurdering :
Så snart barnet er født, gjøres det en grundig utredning. Denne utredningen må være omfattende, slik at man kan identifisere de ulike tilstandene eller avvikene som kan påvirke barnet. Tester og undersøkelser, fra de enkleste til de mest avanserte, brukes for å stille en presis diagnose.

2. Utarbeide en pleieplan :
Når alle tilstandene er identifisert, utarbeides det en behandlingsplan. Denne planen må ta hensyn til alvorlighetsgraden av hver enkelt tilstand, hvordan de kan påvirke hverandre og prioriteringene i behandlingen.

3. Involvering av spesialister :
Avhengig av hvilke komplikasjoner som er diagnostisert, kan ulike spesialister være involvert:
    Kardiologer for hjerteproblemer,
    Nevrologer for nevrologiske komplikasjoner,
    Ortopeder for muskel- og skjelettlidelser,
    Og mange flere.

4. Tverrfaglig kommunikasjon :
Regelmessige møter mellom helsepersonell er avgjørende. Disse møtene bidrar til å sikre en enhetlig behandling, overvåke barnets fremgang, justere behandlinger og koordinere pleien.

5. Støtte til foreldre :
Foreldre føler seg ofte rådville når de står overfor kompleksiteten i omsorgen for barnet sitt. De har behov for å bli informert, støttet og involvert i beslutningene. Regelmessige møter med det medisinske teamet, psykologer og sosialarbeidere kan hjelpe dem med å navigere gjennom denne vanskelige perioden.

6. Løpende overvåking :
Regelmessig oppfølging er viktig for å overvåke utviklingen av de ulike tilstandene, effektiviteten av behandlingene og

for å oppdage eventuelle nye komplikasjoner. Barnets medisinske journal må holdes oppdatert og være tilgjengelig for alle involverte fagpersoner.

7. Planlegging av utflukten :
Når det er på tide å forlate neonatalavdelingen, utarbeides det en omfattende utskrivningsplan. Denne planen skal inneholde all informasjon om hjemmesykepleie, medisinering, fremtidige legebesøk og tilgjengelige støttetiltak.

Koordinering av neonatologisk behandling er en kompleks prosess, men den er avgjørende for å sikre at nyfødte barn har det bra i mange ulike situasjoner. Alt helsepersonell har en viktig rolle å spille, og samarbeid, kommunikasjon og engasjement står sentralt i denne prosessen.

Casestudier og tilbakemeldinger

Dykk ned i neonatologiens virkelige verden gjennom casestudier og tilbakemeldinger. Disse sanne historiene, som er hentet fra den kliniske virkeligheten, gir et unikt perspektiv på utfordringene, suksessene og erfaringene med å ta vare på nyfødte barn. De gjenspeiler ikke bare den medisinske vitenskapen, men også medmenneskeligheten og medfølelsen som omgir dette spesialiserte feltet.

1. Tilfellet Léo :
Léo ble født i 25. svangerskapsuke og veide litt over et halvt kilo. De første dagene var preget av åndedrettsproblemer som krevde intubering. I løpet av de neste ukene gjorde Léo fremgang, til tross for opp- og nedturer, med konstant oppfølging fra neonatologiteamet.
Tilbakemelding: Utholdenhet, tålmodighet og samarbeid mellom fagpersoner og familien er avgjørende for å overvinne utfordringene med svært premature barn.

2. Tilfellet Aisha :

Aisha, som ble født til termin, utviklet alvorlig gulsott den tredje dagen etter fødselen. Proaktiv overvåking avdekket Rh-inkompatibilitet, som ble behandlet med intens lysbehandling.

Tilbakemelding: Alle nyfødte, også de som er født til termin, kan få komplikasjoner. Nøye overvåking er avgjørende.

3. Tilfellet Miguel :

Miguel ble født med en kompleks hjertefeil. Fra fødselen av ble han tatt hånd om av et tverrfaglig team med kardiologer, kirurger og spesialsykepleiere.

Tilbakemelding: Medfødte misdannelser kan være uforutsigbare, men med riktig forberedelse og koordinering kan mange barn som Miguel leve et normalt liv.

4. Noras tilfelle :

Nora, som ble født for tidlig, fikk en nosokomial infeksjon på nyfødtavdelingen. Dette førte til flere uker med antibiotika og intensivbehandling.

Casestudie: Hygienerutiner er avgjørende. En infeksjon kan endre pleien av en nyfødt radikalt.

Hvert enkelt tilfelle innen neonatologi er unikt, men de gir alle verdifull lærdom. Disse casestudiene illustrerer behovet for kontinuerlig opplæring, tett samarbeid mellom fagpersoner og åpen kommunikasjon med familiene. Bak hver historie ligger det ikke bare vitenskap og teknologi, men også en dyp medmenneskelighet. Disse erfaringene er en påminnelse om hvor viktig nyfødtpleiernes rolle er, og hvor stor betydning deres innsats har.

Kapittel 24

REHABILITERING OG FYSIOTERAPI I NEONATOLOGI

Betydningen av tidlig mobilisering

Tidlig mobilisering går ut på å stimulere og oppmuntre til bevegelse og fysisk aktivitet hos nyfødte barn så snart som mulig etter fødselen, særlig hos barn som er innlagt på sykehus eller har spesielle behov. Selv om denne praksisen er relativt ny i neonatologien, har den vunnet terreng takket være en rekke studier som viser potensielle fordeler.

1. Nevrologisk utvikling :
De første dagene og ukene av et nyfødt barns liv er avgjørende for hjernens utvikling. Tidlig mobilisering kan bidra til å stimulere hjernen, legge til rette for myelinisering av nevroner og fremme nevroplastisitet. Dette kan ha langsiktige konsekvenser for barnets kognitive og motoriske utvikling.

2. Muskel- og benfunksjon :
Tidlig mobilisering bidrar til å styrke musklene og forbedre bentettheten. For for tidlig fødte barn, som ofte tilbringer lange perioder i sengen, kan dette forebygge muskelatrofi og fremme sunn benvekst.

3. Sensorisk stimulering :
Bevegelse oppmuntrer til interaksjon med omgivelsene og gir taktil, visuell og auditiv stimulering. Disse multisensoriske opplevelsene er avgjørende for den nevrosensoriske utviklingen.

4. Forbedret kardiorespiratorisk funksjon :
Aktiv bevegelse og posisjonering kan bidra til å forbedre sirkulasjon, oksygentilførsel og lungefunksjon, noe som reduserer risikoen for komplikasjoner forbundet med immobilitet.

5. Emosjonell og sosial trivsel :
Fysisk interaksjon, for eksempel hud-mot-hud-kontakt med foreldrene under mobilisering, styrker tilknytningsbåndet og gir følelsesmessig trøst for den nyfødte.

6. Forberedelser til reisen :
Et barn som har blitt aktivt mobilisert, er ofte mer våkent, har bedre muskeltonus og kan være bedre forberedt på overgangen til hjemmet.
7. Redusere komplikasjoner :
Tidlig mobilisering kan redusere risikoen for komplikasjoner som forsinket utvikling, muskelatrofi og respirasjonsproblemer, særlig hos premature barn.

Tidlig mobilisering innen neonatologi er en pasientsentrert tilnærming som anerkjenner potensialet alle nyfødte har til å vokse og utvikle seg, selv under ugunstige medisinske omstendigheter. Det krever et dedikert team, egnede ressurser og spesifikk opplæring. Med god praksis og økt bevissthet kan tidlig mobilisering imidlertid endre utviklingsforløpet til mange nyfødte og gi dem bedre livskvalitet og en lysere fremtid.

Teknikker og rutineoperasjoner

Neonatologi er en medisinsk spesialitet som tar seg av nyfødte barn, spesielt premature barn og barn med spesielle medisinske behov, og omfatter et bredt spekter av teknikker og prosedyrer. Her er en oversikt over de vanligste teknikkene og prosedyrene:

Endotrakeal intubasjon: Denne prosedyren innebærer å føre en slange inn i barnets luftrør for å sikre trygg luftpassasje, vanligvis som en del av respirasjonsassistansen.

Mekanisk ventilasjon: Denne maskinen brukes til spedbarn som har problemer med å puste selv, og presser luft inn i lungene gjennom endotrakealtuben.

Surfaktant : Gis ofte til for tidlig fødte barn for å behandle eller forebygge lungesviktsyndrom.

Surfaktant er et naturlig stoff som reduserer spenningen i lungeblærene.

Lysbehandling: En metode som brukes til å behandle nyfødt gulsott. Barnet plasseres under et spesielt lys som bidrar til å bryte ned bilirubin, et stoff som kan hope seg opp i barnets blod.

Sentral venekateterisering: innebærer at et kateter føres inn i en stor vene, vanligvis for å administrere medisiner eller næringsstoffer.

Enteral ernæring: Tilførsel av næringsstoffer direkte i magesekken eller tarmen, enten gjennom en nesesonde eller en magesonde.

Parenteral ernæring: Tilfører næringsstoffer direkte inn i blodet, brukes ofte når enteral ernæring ikke er mulig eller utilstrekkelig.

Ultralyd av hjernen: Et bildediagnostisk verktøy som brukes til å vurdere hjernen hos for tidlig fødte barn for å se etter tegn på blødning eller andre abnormiteter.

Hjerteovervåking: Bruker elektroder for å overvåke barnets hjertefrekvens og hjerterytme.

Pulsoksymetri: En ikke-invasiv metode for å overvåke oksygennivået i blodet.

Ekkokardiografi: En ultralydundersøkelse av hjertet for å visualisere hjertets struktur og funksjon.

Metabolske tester: Utføres for å oppdage sjeldne, men alvorlige metabolske eller genetiske sykdommer.

Dyrknings- og følsomhetstester: Brukes til å diagnostisere og behandle infeksjoner.

Ultralyd av buken: Et bildeverktøy for å visualisere de indre organene i buken, som ofte brukes til å diagnostisere eller overvåke tilstander som for eksempel tarmperforasjon.

Disse intervensjonene, blant mange andre, gjør det mulig for helsepersonell å overvåke, diagnostisere og behandle en rekke medisinske tilstander hos nyfødte, slik at de får best mulig behandling i denne kritiske perioden av livet.

Samarbeid med spesialister rehabilitering

Samarbeid med spesialister på nyfødtrehabilitering er avgjørende for å sikre helhetlig omsorg for nyfødte barn. Disse spesialistene spiller en viktig rolle når det gjelder å veilede spedbarn og deres familier gjennom de ulike stadiene av tilfriskning og utvikling.

Spedbarn på nyfødtavdelingen, spesielt de som er premature eller har spesielle medisinske behov, kan ha utviklingsmessige utfordringer eller forsinkelser i viktige faser av veksten. Det er her fysioterapeuter, ergoterapeuter, logopeder og andre spesialister kommer inn i bildet. De bidrar med sin ekspertise for å stimulere spedbarnets motoriske utvikling, koordinasjon, kommunikasjon og sensoriske ferdigheter.

Et tett samarbeid med disse ekspertene gjør det mulig for neonatalteamet å tilby målrettede tiltak. En fysioterapeut kan for eksempel hjelpe spedbarnet med å styrke musklene og utvikle bevegelsene, mens en logoped kan jobbe med ferdigheter som suging, svelging og senere stemmebruk.

Rehabiliteringsspesialister kan også gi verdifulle råd til foreldre, hjelpe dem med å forstå barnets unike behov og legge strategier for å støtte barnets utvikling hjemme. Denne foreldreopplæringen er grunnleggende, ettersom den legger et solid grunnlag for den nyfødtes fortsatte vekst og velvære.

Samarbeidet stopper ikke når barnet forlater neonatalavdelingen. Ofte fortsetter disse spesialistene å følge barnet etter hvert som det vokser, for å sikre at alle utviklingsstadier er nådd og for å sette inn tiltak etter behov.

Samarbeidet med rehabiliteringsspesialister beriker den neonatale opplevelsen og tilbyr helhetlig omsorg som går utover umiddelbar medisinsk behandling og omfatter alle aspekter av barnets velvære og utvikling. Denne integrerte tilnærmingen sikrer at alle barn får best mulig sjanse til å trives og nå sitt fulle potensial.

Kapittel 25

GENETIKK OG NEONATOLOGI

Introduksjon til genetikk i neonatologi

Genetikk i neonatologi gir et fascinerende innblikk i den komplekse verdenen av biologisk arv og hvordan den påvirker helsen til nyfødte barn. Dette skjæringspunktet mellom genetikk og nyfødtmedisin gir verdifull innsikt i hvordan man kan forstå, diagnostisere og i noen tilfeller behandle tilstander som påvirker spedbarn fra fødselen av.

1. Grunnlaget for genetikk:
Alle mennesker har et unikt sett med genetisk informasjon, eller DNA, som bestemmer alt fra øyenfarge til anlegg for sykdom. Denne informasjonen finnes i gener, som er organisert i strukturer som kalles kromosomer.

2. Genetikk og befruktning:
Ved befruktningen mottar embryoet halvparten av genene sine fra hver av foreldrene, noe som gir opphav til et unikt sett med genetisk informasjon. Det er denne prosessen som bestemmer individets arvelige egenskaper.

3. Genetiske anomalier innen neonatologi:
Visse genetiske avvik kan føre til medfødte misdannelser eller arvelige sykdommer. Noen ganger oppdages disse tilstandene før fødselen ved hjelp av prenatale tester. Andre ganger oppdages de først etter fødselen, når barnet viser spesifikke symptomer.

4. Genetisk testing innen neonatologi:
Det finnes en rekke ulike genetiske tester for nyfødte. Nyfødtscreening er for eksempel en vanlig prosedyre som tester spedbarn for en rekke genetiske, metabolske og endokrine tilstander.

5. Genetikkens innvirkning på behandlingen:
Å forstå genetikken bak en sykdom kan ha stor betydning for behandlingen. I noen tilfeller kan det til og med føre til spesifikke terapeutiske intervensjoner eller anbefalinger om støttende behandling.

6. Genetikkens fremtid innen neonatologi:
Takket være teknologiske og forskningsmessige fremskritt fortsetter utviklingen innen nyfødtgenetikk å gå raskt. Nye oppdagelser kan gi enda mer målrettede løsninger for nyfødte med genetiske avvik eller sykdommer.

Neonatal genetikk er et raskt voksende felt som kan bidra til bedre forståelse, diagnostisering og behandling av sykdommer som rammer nyfødte. Ved å gi innsikt i hvert enkelt individs unike genetiske kode baner det vei for persontilpasset medisin som kan skreddersys til hvert enkelt spedbarns spesifikke behov.

Implikasjoner for diagnostisering og omsorg

Fremskritt innen neonatal genetikk har endret måten vi diagnostiserer og behandler nyfødte på. Ved å dykke ned i selve hjertet av den genetiske koden kan vi nå forutsi, diagnostisere og i mange tilfeller effektivt behandle tilstander som tidligere var dårlig forstått eller gikk upåaktet hen.

Helt fra de første øyeblikkene i livet kan barnets genetiske sammensetning avsløre viktige ledetråder om dets helsetilstand. Takket være moderne diagnostiske verktøy kan sjeldne eller potensielt farlige tilstander identifiseres raskt, noe som muliggjør tidlig intervensjon. Dette er avgjørende, for ved mange neonatale tilstander er det avgjørende for prognosen hvor raskt man kan gripe inn.

I tillegg til enkel diagnostisering kan genetisk kunnskap også påvirke behandlingen. Farmakogenomikk, en gren av genetikken som studerer samspillet mellom gener og legemidler, kan for eksempel bidra til å bestemme den mest hensiktsmessige dosen eller typen legemiddel for et nyfødt barn, basert på dets genetiske profil. Dette gjør det mulig å unngå potensielt skadelige bivirkninger og optimalisere effekten av behandlingen.

Genetikk innen neonatologi har også store konsekvenser for familier. Når en genetisk sykdom identifiseres hos et nyfødt barn, kan dette føre til testing av familiemedlemmer, og noen ganger avdekkes genetiske risikoer som de ikke var klar over. Når helsepersonell har en bedre forståelse av genetikken bak en sykdom, kan de dessuten gi mer informert støtte og råd til foreldrene og hjelpe dem med å håndtere de komplekse og emosjonelle utfordringene det innebærer å ta vare på barnet sitt.

Endelig flytter genetikken grensene for hva som er mulig i nyfødtomsorgen. Med fremveksten av innovative genterapier nærmer vi oss en tid der tidligere uhelbredelige sykdommer kan behandles, eller til og med kureres, ved å angripe de defekte genene direkte.

Nyfødtgenetikk har stor betydning for diagnostikk og behandling. Genetikken gir spennende muligheter for persontilpasset medisin, forbedrer utsiktene for mange nyfødte og gir bedre informasjon om hvordan de skal behandles, samtidig som familiene får støtte underveis.

Genetisk rådgivning og familiestøtte

Genetisk rådgivning innen neonatologi har etablert seg som en sentral del av den helhetlige familieomsorgen. Ved å kombinere vitenskap, empati og utdanning tar den sikte på å veilede familier gjennom genetikkens kompleksitet og samtidig støtte dem følelsesmessig.

Når det oppdages at et nyfødt barn har et genetisk avvik eller en arvelig sykdom, kan følelsene være overveldende for foreldrene. De stiller ofte spørsmål som: "Hvorfor skjer dette med oss?", "Hva betyr dette for mitt barns fremtid?" eller "Er det en risiko for fremtidige barn?". Det er her genetisk veiledning kommer inn i bildet og gir klare, faktabaserte svar på disse spørsmålene.

Den genetiske rådgiveren, en spesialist som er opplært til å tolke genetisk informasjon og oversette den til forståelige termer, hjelper foreldrene i deres søken etter forståelse. De gir detaljert informasjon om avvikets eller sykdommens art, konsekvensene for barnet og familien og hvilke behandlings- og pleiemuligheter som finnes.

Men i tillegg til å gi informasjon spiller den genetiske rådgiveren en viktig rolle som følelsesmessig støtte. Når foreldre får en ofte uventet beskjed, kan de føle en blanding av sjokk, tristhet, sinne og forvirring. Rådgiveren er et trygt sted der foreldrene kan uttrykke følelsene sine, stille spørsmål og finne trøst.

Genetisk rådgivning stopper ikke ved nyfødtperioden. Etter hvert som barnet vokser til, kan det oppstå spørsmål om for eksempel skolegang, reproduksjon eller til og med det sosiale livet. Rådgiveren forblir en verdifull alliert som veileder familien hele veien.

I tillegg kan den genetiske rådgiveren også bidra til å vurdere risikoen for andre familiemedlemmer, spesielt søsken eller fremtidige barn. Ved å informere om tilgjengelige gentester og gi råd om forplantningsbeslutninger, støtter han eller hun familien som helhet.

Genetisk rådgivning innen neonatologi er mer enn bare informasjonsformidling. Det er et ekte partnerskap mellom rådgiveren og familien, der målet er å gi både kunnskap og emosjonell støtte. I genetikkens komplekse og til tider forvirrende labyrint fungerer veilederen som en guide, et ankerfeste og en fortrolig, og sørger for at hver enkelt familie føler seg opplyst, støttet og forstått.

Kapittel 26

BETYDNINGEN AV HUD-MOT-HUD-KONTAKT OG MENNESKELIG KONTAKT

Påviste fordeler hud-mot-hud-kontakt

Hud-mot-hud-kontakt, ofte omtalt som "kengurumetoden", er en praksis som går ut på at mor eller far legger den nyfødte på brystet, slik at barnet får direkte hud-mot-hud-kontakt. Denne tilsynelatende enkle teknikken har dyptgripende og vitenskapelig dokumenterte fordeler for den nyfødte, moren og forholdet mellom foreldre og barn. Her kan du lese mer om disse fordelene:

Helt fra livets første øyeblikk skaper hud-mot-hud-kontakt et trygt miljø for den nyfødte. I den beroligende varmen fra foreldrenes hud finner babyen et rom som minner om mors livmor. Denne skånsomme overgangen fra den intrauterine verdenen til miljøet utenfor stabiliserer babyens hjerte- og pusterytme. Barnet føler seg mindre stresset, noe som gir seg utslag i mindre gråt og en merkbar avslapping.

Direkte hudkontakt bidrar også til å regulere temperaturen til den nyfødte. Morens temperatur tilpasser seg naturlig etter barnets behov, og varmes eller kjøles ned etter behov. Dette er spesielt gunstig for premature barn, som ofte har problemer med å opprettholde sin egen kroppstemperatur.

På et fysiologisk plan fremmer hud-mot-hud-kontakt også kolonisering av babyens hud med morens gode bakterier, noe som bidrar til dannelsen av et sunt hudmikrobiom, et viktig første skritt i etableringen av et robust immunforsvar.

Men fordelene med hud-mot-hud-kontakt er mer enn bare fysiologiske. For moren øker intimiteten frigjøringen av oksytocin, ofte kalt "kjærlighetshormonet". Det fremmer mors tilknytning, bidrar til å redusere stress etter fødselen og stimulerer til og med amming, noe som gjør det lettere å amme.

Kengurumetoden har også vist seg å være gunstig for utviklingen av barnets hjerne. Barn som har hatt regelmessig hud-mot-hud-kontakt, har en tendens til å reagere bedre på stress, ha bedre sosiale ferdigheter og til og med bedre kognisjon på lang sikt.

Og fordelene er ikke begrenset til mor og barn. Fedre som praktiserer hud-mot-hud-kontakt med sine nyfødte, utvikler også en dypere tilknytning og føler seg mer involvert og kompetente i foreldrerollen.

Hud mot hud-kontakt er mye mer enn bare en omfavnelse. Det er en delikat dans av fysiologi og følelser som skaper et sterkt bånd mellom foreldre og barn og legger grunnlaget for et sunt og kjærlig forhold i mange år fremover.

Praktisk gjennomføring og sikkerhetsinstruksjoner

Selv om hud-mot-hud-kontakt er enkelt i teorien, krever det visse forholdsregler og retningslinjer for å garantere sikkerheten til den nyfødte og foreldrene. Integreringen av denne praksisen i nyfødtomsorgen må utføres med grundighet og forsiktighet. Her er en oversiktlig presentasjon av den praktiske gjennomføringen og sikkerhetsinstruksjonene:

Praktisk gjennomføring :
   Forberedelser: Sørg for at rommet har en behagelig temperatur for å unngå risiko for hypotermi hos barnet. Omgivelsene bør være rolige, om mulig med dempet belysning.
   Stilling: Enten det er mor eller far, bør personen ligge i en halvveis liggende stilling med ryggstøtte. Bruk puter eller puter for ekstra komfort.

- **Påkledning av babyen**: Nyfødte bør kles av helt ned til bleien, og om mulig tildekkes med en lue for å holde hodet varmt.
- **Plassering**: Legg babyen forsiktig på foreldrenes brystkasse, med hodet vendt til siden for å sikre at det er lett å puste. Babyens hode skal være på høyde med brystet, slik at det er lett å lytte til foreldrenes hjerteslag.
- **Teppe**: Bruk et teppe eller et lett laken til å dekke babyens rygg, slik at det holder varmen.
- **Varighet**: Ideelt sett bør hud-mot-hud-kontakt vare i minst en time eller mer, da dette gir nok tid til å gå gjennom flere sykluser med søvn og våkenhet.

Sikkerhetsinstruksjoner :
- **Tilsyn**: Det er viktig at forelderen er ved full bevissthet og våken under behandlingen, og at man unngår beroligende medikamenter eller overdreven tretthet.
- **Ingen søvn**: For å unngå fare for fall eller kvelning bør foreldrene ikke sovne med babyen oppå seg. Hvis forelderen føler at han eller hun er i ferd med å sovne, er det best å legge barnet tilbake i barnesengen.
- **Puste**: Sørg alltid for at barnets nese og munn ikke er tilstoppet og at det kan puste fritt.
- **Røykere**: Foreldre som røyker, bør unngå hud-mot-hud-kontakt umiddelbart etter røyking, da tobakksrester kan være skadelige for barnet.
- **Babyens helse**: Hvis den nyfødte har spesielle helseproblemer, er det viktig å konsultere helsepersonell før du begynner å trene.
- **Hygiene**: Før økten starter, bør foreldrene vaske hendene grundig.

Hud-mot-hud-kontakt er et effektivt tiltak som, når det gjennomføres på riktig måte, kan gi et utall fordeler for både den nyfødte og foreldrene. Sikkerheten må imidlertid alltid komme først.

Kapittel 27

ØYEBEHANDLING AV NYFØDTE

Forståelse av retinopati ved prematuritet

Når det gjelder modning i livmoren, utvikler hvert organ seg i sitt eget tempo. Øyet, det ømfintlige organet som åpner oss for omverdenen, er intet unntak fra regelen. Men når et barn kommer til verden for tidlig, avbrytes denne utviklingen, og øyet er kanskje ikke helt klart til å møte sine nye omgivelser. Det er her prematuritetsretinopati (ROP) kommer inn i bildet.

ROP er en tilstand som hovedsakelig påvirker blodårene i netthinnen, den tynne hinnen bak i øyet som fanger opp lys og gjør at vi kan se. Hos for tidlig fødte barn er vaskulariseringen av netthinnen ikke alltid fullstendig. Når barnet er utenfor livmoren, kan faktorer som varierende oksygennivåer utløse unormal vekst av blodkar. Disse nye blodårene er skjøre og kan blø, noe som fører til risiko for netthinneløsning og potensielt blindhet.

Det er fascinerende å tenke på at denne tilstanden var nesten ukjent før vi fikk moderne behandling for premature barn. Det er en paradoksal konsekvens av den moderne medisinens suksess: Ved å redde liv som er yngre enn noen gang før, har vi møtt utfordringer som naturen aldri hadde forutsett.

Forståelse og håndtering av POR krever et tett samarbeid mellom neonatologer og øyeleger. Regelmessige netthinneundersøkelser av risikobarn er avgjørende, og behandlinger som laserterapi eller kryoterapi kan være nødvendig for å forebygge komplikasjoner.

Men utover vitenskap og medisin minner POR oss om at hvert eneste stadium i fosterutviklingen er et mirakel av balanse, og at livet, selv i sine tidligste stadier, er både robust og sårbart. Det minner oss om viktigheten av årvåkenhet og forebygging, men også om håp i møte med medisinske utfordringer.

Overvåking og behandling

Overvåking og behandling av prematuritetsretinopati (ROP) utgjør en viktig del av behandlingen av denne tilstanden, og sikrer at våre minste pasienter har best mulig sjanse til å bevare synet. La oss finne ut hvordan spesialistene håndterer denne komplikasjonen i en minutiøs medisinsk koreografi.

Når solen begynner å titte frem, synger fuglene og signaliserer starten på et nytt daggry. På samme måte er de første øyeblikkene i et for tidlig født barns liv preget av signaler, målinger og overvåkning. POR, med sine potensielt alvorlige konsekvenser for synet, er gjenstand for særlig oppmerksomhet.

Overvåking: Det hele begynner med å identifisere risikobarn. Generelt sett er det de mest premature barna, som ofte er født før 32. svangerskapsuke eller veier mindre enn 1500 gram ved fødselen, som har størst sannsynlighet for å utvikle POR. Disse barna vil bli nøye overvåket av spesialiserte barneoftalmologer. Ved hjelp av et oftalmoskop undersøker øyelegen barnets netthinne for tegn på unormal vaskularisering. Disse undersøkelsene begynner vanligvis 4-6 uker etter fødselen og fortsetter til netthinnen er fullstendig vaskularisert eller sykdommen er behandlet.

Behandling: Hvis POR utvikler seg til et stadium som krever behandling, finnes det flere alternativer. Laserbehandling er den mest brukte. Målet er å stoppe veksten av unormale blodkar ved å "brenne" de perifere områdene av netthinnen som ikke er tilstrekkelig vaskularisert. En annen metode er kryoterapi, som bruker kulde for å oppnå det samme målet. I noen tilfeller kan det være nødvendig med medikamentelle injeksjoner eller til og med kirurgi.

Valget av behandling avhenger av sykdomsstadiet, hvor i øyet sykdommen befinner seg og hva spesialisten foretrekker. Én ting er imidlertid konstant: behovet for rask inngripen. Å gripe inn tidlig er avgjørende for å forebygge de langsiktige komplikasjonene av POR, som netthinneløsning eller blindhet.

I tillegg til verktøyene og teknikkene er håndteringen av POR et vitnesbyrd om dedikasjonen til de medisinske teamene. Det er det stille løftet som gis til hvert eneste for tidlig fødte barn: "Vi passer på deg, hvert hjerteslag, hvert åndedrag, hver lysstråle som kommer inn i øynene dine. Vi er her, og vi skal gjøre alt vi kan for å gi deg en best mulig start på livet."

Forebygging og bevisstgjøring

I neonatologiens følsomme og nyanserte verden spiller forebygging og bevissthet en sentral rolle. De er bærebjelkene i arbeidet med å beskytte skjøre og lovende liv. Som en mild melodi som styrer trinnene i en dans, viser forebygging vei, mens bevisstgjøring skaper forståelse og empati mellom helsepersonell, foreldre og samfunnet. La oss dykke inn i en verden der hver eneste gest, hvert eneste ord og hver eneste handling teller.

Helt fra livets første øyeblikk er forebygging en integrert del av nyfødtomsorgen. Hvert eneste tiltak, hver eneste protokoll og hver eneste anbefaling er utformet for å redusere risikoen og sikre nyfødte barns velvære. Personalets hender vaskes nøye, pleieområdene desinfiseres omhyggelig og utstyret kontrolleres nøye. Alt er tilrettelagt for å forhindre komplikasjoner, enten det dreier seg om nosokomiale infeksjoner, traumer eller medisinske feil.

Men det forebyggende arbeidet strekker seg langt utenfor neonatalavdelingens vegger. Forebyggingen begynner ofte i god tid før fødselen, med råd til kommende foreldre om ernæring, røykeslutt, begrensning av alkoholforbruk og unngåelse av potensielt skadelige medikamenter. Målet med disse rådene er å unngå for tidlig fødsel og sikre et sunt svangerskap.

Bevisstgjøring spiller en like viktig rolle. Helsepersonell gjør foreldrene oppmerksomme på den nyfødtes spesifikke behov og informerer dem om hvilken pleie som skal gis, viktigheten av hud-mot-hud-kontakt og hvilke signaler de skal være oppmerksomme på. Bevisstgjøring bidrar også til å bryte ned stigmatiseringen knyttet til prematuritet eller spesifikke medisinske tilstander, og fremmer forståelse og aksept.

På samfunnsnivå har bevisstgjøring som mål å informere allmennheten om utfordringene knyttet til neonatologi, oppmuntre til støtte og fremme forskning. Det er en påminnelse om viktigheten av solidaritet og samfunnsstøtte for familier som navigerer i neonatologiens verden.

På denne måten går forebygging og bevisstgjøring hånd i hånd og danner en ubrytelig allianse i de mest sårbares tjeneste. I denne livets dans minner de oss om at hvert øyeblikk er verdifullt, og at vi sammen kan gjøre en forskjell.

Kapittel 28

HJERTEBEHANDLING I NEONATOLOGI

Medfødte hjertefeil: påvisning og behandling

I neonatologiens store verden er medfødte hjertefeil (CHD) fortsatt en av de største bekymringene for helsepersonell. Disse anomaliene, som påvirker hjertet hos nyfødte helt fra unnfangelsen, er både vanskelige å oppdage og håndtere, og krever spesialisert ekspertise og sømløs koordinering av behandlingen. For å forstå disse avvikene må man dykke ned i menneskehjertets mysterier.

Hjertet, som er et så viktig organ, slår helt fra unnfangelsens første øyeblikk og driver livet fremover med hvert eneste slag. Men noen ganger oppstår det avvik i dannelsen av hjertet, noe som gir opphav til CCA. Disse avvikene kan være små eller kritiske, men alle krever spesiell oppmerksomhet.

Det er viktig å oppdage ACC tidlig. I mange tilfeller kan de første tegnene identifiseres ved ultralydundersøkelse av fosteret. Takket være moderne teknologi kan fosterkardiologer få et detaljert bilde av fosterhjertet, noe som gjør det mulig å identifisere anomalier som ventrikkelseptumdefekt, Fallots tetralogi eller koarktasjon av aorta. Ved mistanke om avvik kan det utføres mer detaljerte undersøkelser, for eksempel fosterekkokardiografi.

Ved fødselen kan kliniske tegn også indikere CCA. Cyanose (et blåaktig skjær i huden), pustebesvær eller dårlig vektøkning kan varsle medisinsk personell. Tester som ekkokardiografi eller elektrokardiogram etter fødselen kan bekrefte diagnosen.

Behandlingen av CCA er like vanskelig som å oppdage dem. Det krever en tverrfaglig tilnærming som involverer barnekardiologer, hjertekirurger, spesialsykepleiere og selvfølgelig foreldrene. Avhengig av hvor alvorlig avviket er, kan ulike tiltak vurderes: medisinering, hjertekateterisering eller åpen hjertekirurgi. Hver beslutning tas etter en nøye avveining av risiko og fordeler for det nyfødte barnet.

På denne reisen gjennom ACC-ene er støtte til familiene helt avgjørende. Diagnosen hjertefeil hos et nyfødt barn kan være ødeleggende for foreldrene. Helsepersonell har en avgjørende rolle i å gi opplæring, støtte og veiledning, slik at alle familier føler seg støttet og informert i alle faser.

Til syvende og sist er ACC-er en påminnelse om hvor skjørt livet er, men også hvor motstandsdyktig det er. Takket være medisinske fremskritt kan mange barn som er født med disse anomaliene, nå leve et rikt liv, noe som vitner om styrken i menneskehjertet og beslutsomheten til de medisinske teamene som jobber sammen med dem.

Samarbeid med barnekardiologer

I hjertet av neonatologiens komplekse verden er samarbeid med barnekardiologer avgjørende for å sikre optimal behandling av nyfødte med medfødt hjertefeil eller andre hjerteproblemer. Denne profesjonelle alliansen, som er basert på utveksling av kompetanse og åpen kommunikasjon, spiller en avgjørende rolle for å redde liv og sikre en sunn fremtid for de minste blant oss.

De første dagene i et nyfødt barns liv er avgjørende, og når et hjerteproblem oppdages, teller hvert sekund. Det er her barnekardiologen, en spesialist på barnehjerter, kommer inn i bildet og bidrar med sin ekspertise for å dechiffrere det lille hjertets mysterier. På en nyfødtavdeling er hans eller hennes tilstedeværelse synonymt med håp, rask inngripen og hensiktsmessige strategier.

Så snart det oppstår mistanke om en unormalitet, enten det er på grunn av kliniske symptomer, rutineprøver eller ultralydundersøkelse av fosteret, tilkalles barnekardiologen. Hva er hans rolle? Å bekrefte diagnosen, vurdere hvor alvorlig tilstanden er og definere en handlingsplan. Denne kan omfatte medisinering, ikke-kirurgiske inngrep som kateterisering eller mer omfattende kirurgi.

Men utover disse medisinske ferdighetene spiller denne spesialisten en viktig rolle som brobygger mellom neonatologi og kardiologi. I samarbeid med neonatologene sørger de for at behandlingen er perfekt tilpasset de spesifikke hjertebehovene til hvert enkelt barn. Dette samarbeidet omfatter også løpende opplæring: Barnekardiologen kan tilby informasjon og opplæring til neonatologiteamene, slik at kunnskapen hele tiden er oppdatert.

Forholdet stopper ikke der. Foreldre, som ofte er engstelige og overveldet av usikkerhet, har stor nytte av dette samarbeidet. Takket være sine inngående kunnskaper om barnehjertesykdommer kan barnekardiologene forklare situasjonen på en tydelig måte, gi perspektiver og veilede foreldrene gjennom barnets medisinske reise.

Samarbeid mellom neonatologer og barnekardiologer er mye mer enn bare faglig sameksistens. Det er en garanti for en helhetlig og integrert tilnærming til behandling, der hvert enkelt fagområde settes i arbeid for det nyfødte barnets beste. I denne medisinske balletten gjør hver enkelt aktør, som er klar over hvor viktig hans eller hennes rolle er, sitt aller beste for å sikre en strålende fremtid for disse små, bankende hjertene.

Casestudier og forskning

Neonatologi er et rikt og komplekst fagområde der teori og praksis går hånd i hånd. Casestudier gir helsepersonell en unik mulighet til å lære, tilpasse seg og stadig forbedre metodene sine. Ved å fordype seg i virkelige situasjoner kan de bedre forstå dynamikken i pleien, utfordringene og løsningene som implementeres.

Forestill deg Lisa, et for tidlig født barn i uke 28, som viser tegn på pustebesvær fra første stund. Hjertemonitorene viser også uregelmessigheter. Neonatalteamet ble umiddelbart varslet og tilkalte barnekardiologen for en vurdering. Det ble utført et ekkokardiogram som avdekket en interventrikulær kommunikasjon (IVC), en medfødt hjertesykdom som er vanlig hos premature barn.

Dette tilfellet understreker behovet for rask og koordinert intervensjon. Den første behandlingen omfatter administrering av medisiner for å støtte hjertefunksjonen og ventilasjon for å hjelpe Lisa med å puste. Barnehjertelegen avgjør i nært samarbeid med neonatologen hva som er den beste tilnærmingen: overvåke utviklingen av IVC i håp om spontan lukking, eller vurdere kirurgisk inngrep om nødvendig.

Et annet eksempel er Maxime, en fullbåren nyfødt som utviklet alvorlig gulsott i løpet av de første 48 timene av livet. Til tross for lysbehandling fortsatte bilirubinnivået å stige, noe som vakte bekymring for et mulig Crigler-Najjar-syndrom, en sjelden genetisk tilstand som påvirker bilirubinmetabolismen. Teamet tilkaller en genetiker for å bekrefte diagnosen, fastslå hvilken type syndrom det dreier seg om og gi råd om behandling.

Ved å studere dette tilfellet vil man kunne belyse viktigheten av tidlig oppdagelse, rask intervensjon og tverrfaglig samarbeid i håndteringen av sjeldne, men potensielt livstruende tilstander.

Hver enkelt neonatal kasuistikk gir et innblikk i en rekke kliniske situasjoner. De gir uvurderlige læringsmuligheter som gjør det mulig for fagfolk å forstå nyansene i neonatalomsorgen, forbedre ferdighetene sine og sikre optimal behandling av nyfødte. Med utgangspunkt i disse studiene fortsetter neonatologien å utvikle seg, noe som sikrer stadig tryggere og mer effektiv behandling av de mest sårbare barna.

Kapittel 29

NEONATOLOGI OG MILJØET

Påvirkning fra forurensende stoffer og giftstoffer på nyfødte barn

I en verden i stadig endring vekker forurensende stoffer og giftstoffer i miljøet økende bekymring, særlig når det gjelder deres innvirkning på de mest sårbare: nyfødte barn. Disse stoffene, enten de finnes i luften vi puster inn, i vannet vi drikker eller i maten vi spiser, kan ha alvorlige konsekvenser for spedbarns utvikling og helse.

Helt fra begynnelsen av fosterlivet eksponeres fosteret for moderens miljø. Giftstoffer kan krysse morkaken og utgjøre en potensiell risiko for fosterets utvikling. Røyking under svangerskapet utsetter for eksempel fosteret for nikotin og andre skadelige stoffer, noe som øker risikoen for for tidlig fødsel, lav fødselsvekt og luftveisproblemer.

Tungmetaller, som bly og kvikksølv, kan også ha alvorlige konsekvenser for den nevrologiske utviklingen hos nyfødte. Tidlig eksponering for bly, selv ved lave nivåer, er forbundet med lærevansker og redusert IQ. Kvikksølv, som ofte finnes i visse typer fisk, kan forstyrre utviklingen av hjernen og nervesystemet.

Hormonforstyrrende stoffer som bisfenoler og visse ftalater, som finnes i mange plast- og husholdningsprodukter, er et annet stort problem. Disse stoffene kan etterligne eller forstyrre kroppens naturlige hormoner og forstyrre det endokrine og reproduktive systemet.

Eksponering etter fødselen, særlig gjennom amming, kan også være en kilde til bekymring. Selv om morsmelk er ideelt egnet til å dekke det nyfødte barnets ernæringsmessige behov og har mange fordeler for immunforsvaret, kan den også være en vektor for overføring av visse giftstoffer som er akkumulert i morens kropp.

Luften som nyfødte barn puster inn, er en annen kilde til eksponering. Luftforurensende stoffer som fine partikler og flyktige organiske forbindelser kan forverre eller utløse luftveislidelser som astma.

I møte med disse utfordringene er det viktig med en proaktiv tilnærming. Globale initiativer for å redusere forurensning, kombinert med individuelle tiltak som et balansert kosthold, røykeslutt og begrensning av eksponering for visse kjemiske stoffer, kan bidra til å beskytte nyfødte barns helse.

Vitenskapen er fortsatt i gang med å studere den nøyaktige effekten av miljøgifter på nyfødtes helse, men én ting er klart: forebygging og bevisstgjøring er avgjørende for å sikre en sunn fremtid for barna våre.

Grønne initiativer på nyfødtavdelinger

Økende bevissthet om miljøpåvirkning har ført til en økologisk revolusjon i flere sektorer, blant annet på det medisinske området. Neonatologiske avdelinger, som er klar over den avgjørende rollen de spiller i de første dagene av et nyfødt barns liv og det store volumet av medisinsk avfall de kan generere, har ikke ligget på etterskudd. De har iverksatt en rekke tiltak for å redusere karbonavtrykket samtidig som de garanterer behandling av høy kvalitet.

Det første steget for mange enheter var å gjennomføre en miljørevisjon for å identifisere forbedringsområder. Det viste seg ofte at mesteparten av avfallet kom fra engangsprodukter som bleier, hansker, sprøyter og annet medisinsk forbruksmateriell.

I denne situasjonen ble en rekke løsninger vurdert:

Gjenbruk og sterilisering: I stedet for systematisk å kaste utstyr etter én gangs bruk, har noen enheter investert i utstyr som kan steriliseres og gjenbrukes. Selv om dette kan kreve en innledende investering, reduserer det avfallet betraktelig på lang sikt.

Miljøansvarlige innkjøp: Ved å kjøpe miljøvennlige produkter eller produkter som er laget av resirkulerte materialer, og ved å velge leverandører med bærekraftig praksis, bidrar vi også til å redusere vårt økologiske fotavtrykk.

Avfallshåndtering: Selektiv avfallshåndtering innebærer at farlig avfall gjenvinnes i størst mulig grad og behandles på riktig måte.

Energibesparelser: Overgang til LED-belysning, optimalisering av varme- og kjølesystemer og bruk av energieffektive apparater reduserer strømforbruket betydelig.

Opplæring og bevisstgjøring: Personalet får opplæring i beste økologiske praksis, og det kan også gjennomføres bevisstgjøringskampanjer for foreldre.

Grønne innslag: Planter eller vertikale hager kan ikke bare forbedre luftkvaliteten, men også skape et mer beroligende og naturlig miljø.

Initiativer i lokalsamfunnet: I tillegg til intern praksis organiserer noen enheter skogplantingskampanjer, lokale oppryddingskampanjer eller støtter økologiske prosjekter i lokalsamfunnet.

Disse initiativene viser at det er fullt mulig å forene avansert medisinsk behandling med respekt for miljøet. Med vilje og engasjement kan neonatologiske avdelinger spille en ledende rolle i overgangen til et mer bærekraftig helsevesen.

Bevisstgjøring og opplæring

Bevisstgjøring og opplæring er to grunnpilarer for å sikre et vellykket medisinsk behandlingsprogram, spesielt på et så spesialisert område som neonatologi. Målet er ikke bare å sørge for nyfødte barns sikkerhet og velvære, men også å styrke foreldrenes tillit og sikre åpen kommunikasjon mellom helsepersonell og familier.

Bevisstgjøring for å iverksette tiltak :
Bevisstgjøring er ikke bare formidling av informasjon. Det er en prosess som tar sikte på å vekke folks oppmerksomhet og bevissthet rundt spesifikke problemstillinger for å få dem til å handle. I neonatologisk sammenheng kan dette bety å bevisstgjøre foreldre om viktigheten av hud-mot-hud-kontakt, om tegn på infeksjon hos premature barn eller om hvordan miljøstimuli påvirker barnets utvikling.

Informasjonsmøter, brosjyrer, opplæringsvideoer eller interaktive workshops kan organiseres for å øke bevisstheten om beste praksis innen neonatologi blant foreldre og ansatte.

Utdanning for forståelse :
Utdanning, derimot, er mer omfattende. Den tar sikte på å utstyre enkeltpersoner med den kunnskapen og de ferdighetene de trenger for å forstå og håndtere komplekse situasjoner. Foreldre til for tidlig fødte barn kan føle seg overveldet og engstelige. Hvis de får informasjon om barnets spesifikke behov, tilgjengelige behandlinger og langsiktige fremtidsutsikter, kan det hjelpe dem til å føle at de har mer kontroll og er aktivt involvert i barnets omsorg.

Implementering :
    Opplæringsmøter: Organiser regelmessige informasjonsmøter for foreldre om viktige temaer som for eksempel ernæring av premature barn, vitale tegn å være oppmerksom på og stimulering av utvikling.

Undervisningsmateriell: Gi foreldrene brosjyrer, bøker og pålitelige nettressurser slik at de kan lære i sitt eget tempo.

Interaktive workshoper: Organiser workshoper der foreldre kan lære ved å gjøre, for eksempel babymassasjeteknikker eller ammemetoder.

Tilbakemelding: Inviter foreldre som allerede har vært gjennom en nyfødtperiode til å dele sine historier for å gi håp og perspektiv til nye familier.

Løpende evaluering: Sørg for at informasjonen blir forstått og brukt ved å gjennomføre regelmessige evalueringer og gi rom for spørsmål.

Bevisstgjøring og opplæring er ikke begrenset til foreldrene. Det medisinske personalet må også få kontinuerlig opplæring og oppdatering om de nyeste fremskrittene innen neonatologi. Denne kulturen med kontinuerlig læring sikrer at alle i teamet er rustet til å gi best mulig behandling, samtidig som de er en verdifull veileder for familiene de betjener.

Kapittel 30

TANNPLEIE
I NEONATOLOGI

Betydningen av oral helse fra fødselen av

Munnhelsen er en viktig del av den generelle helsen, og den starter allerede ved fødselen. Selv om nyfødte barn ennå ikke har tenner, kan måten vi tar vare på munnen deres på, ha en varig innvirkning på tannhelsen gjennom hele livet. Her kan du lese om hvorfor munnhelse er så viktig helt fra starten av, og hvordan den kan omsettes til vaner som fremmer et sunt smil hele livet.

Grunnlaget for oral helse fra fødselen av :
- **Forebygging av karies i** melkeflasketenner: Selv om melketennene er midlertidige, spiller de en avgjørende rolle for munnhelsen. De hjelper til med å tygge, uttale og bevare plass til fremtidige permanente tenner. Karies i tåteflasken kan oppstå når sukkerholdige væsker, som melk, morsmelkerstatning eller juice, er i langvarig kontakt med melketennene. Ved å begynne med god munnhygiene fra fødselen av kan du forhindre at disse hullene oppstår.
- **Forberedelse til permanente tenner**: Allerede før melketennene begynner å vokse frem, dannes de permanente tennene under overflaten. En sunn munn fra tidlig alder gir et gunstig miljø for at disse tennene skal utvikle seg riktig.
- **Sunne** matvaner: Ved å introdusere matvarer som er sunne for munnhulen fra starten av, for eksempel fiberrike grønnsaker og kalsiumrike meieriprodukter, kan man etablere matvaner som fremmer sunne tenner.

Hvordan fremme oral helse fra fødselen av:
- **Skånsom rengjøring**: Allerede før den første tannen kommer, er det lurt å rengjøre barnets tannkjøtt forsiktig med en fuktig gasbind eller en myk klut etter måltidene for å fjerne bakterier.

Første tannlegebesøk: Det anbefales generelt at barn går til tannlegen før de fyller ett år. Dette første besøket legger grunnlaget for regelmessig tannpleie gjennom hele livet.

Fluor: Fluor styrker tannemaljen og forebygger hull i tennene. Tannlegen din kan gi deg råd om behovet for fluortilskudd, avhengig av alder og behov.

Balansert kosthold: Å unngå sukkerholdig mat og drikke og fokusere på et næringsrikt kosthold bidrar til optimal oral helse.

Forebygge skadelige vaner: Det er viktig å unngå eller begrense vaner som tommel-suging eller langvarig bruk av smokk, som kan påvirke kjeveveksten og tannstillingen.

Munnhelse fra fødselen av handler om mer enn rene tenner. Det er grunnlaget for en livslang oral helse. Ved å innprente sunne vaner fra starten av gir vi barna våre de verktøyene de trenger for å ta vare på smilene sine gjennom hele livet.

Forebygging og opplæring for foreldre

Forebygging og opplæring av foreldre er en viktig del av arbeidet med å sikre barns helse og velvære helt fra de er små. For å forstå utfordringene knyttet til forebygging er det viktig å erkjenne at hvert trinn i barnets utvikling gir unike muligheter til å etablere sunne vaner, riktig omsorg og nøye oppfølging.

Så snart graviditeten kunngjøres, befinner fremtidige foreldre seg i en ny verden, full av oppdagelser, men også av ansvar. Her begynner opplæringen: hvordan man sikrer mors velvære under svangerskapet, hva som er tegn på sunn fosterutvikling, hvordan man forbereder seg på fødselen. Men denne opplæringen stopper ikke ved fødselen, den har bare så vidt begynt.

De første månedene av et spedbarns liv er avgjørende. Foreldrene lærer å tolke barnets behov og å skille mellom sult- og smerteskrik. De oppdager viktigheten av søvn, ernæring og førstehjelp. Og det er her forebygging kommer til sin rett. Ved å forstå det nyfødte barnets grunnleggende behov kan foreldre forutse og unngå mange vanlige problemer, fra kolikk til bleieutslett.

Men utover primærhelsetjenesten omfatter forebygging også bredere aspekter. Hvordan skaper man et trygt miljø for et barn som begynner å krype og deretter gå? Hvilke leker egner seg for de ulike aldersgruppene, og hvordan kan vi unngå ulykker i hjemmet? Forebygging handler også om å bevisstgjøre foreldre om viktigheten av vaksiner, kjenne igjen symptomene på matallergi og lære seg førstehjelpsteknikker.

Å utdanne foreldre betyr også å forberede dem på deres nye rolle, hjelpe dem til å forstå følelsene som strømmer gjennom dem, til å håndtere tretthet, stress og noen ganger babyblues. Det innebærer å gi dem de verktøyene de trenger for å bygge opp et sunt forhold til barnet sitt, forstå grunnleggende barnepsykologi og støtte den lille når han eller hun gjør sine første følelsesmessige oppdagelser.

Til slutt betyr forebygging og opplæring også å skape et fellesskap. Det betyr å anerkjenne at et barns utdanning ikke bare hviler på foreldrenes skuldre, men er en del av en større dynamikk der helsepersonell, storfamilien, venner og til og med samfunnet som helhet spiller en rolle. Hver eneste intervensjon, hvert eneste råd og hvert eneste øyeblikk av fellesskap er med på å bygge det solide fundamentet som et barn kan blomstre på.

Forebygging og foreldreopplæring er derfor mye mer enn bare retningslinjer: De representerer en kollektiv forpliktelse til neste generasjons helse, sikkerhet og lykke.

Samarbeid med pediatriske tannleger

Et tett samarbeid med barnetannleger er avgjørende for å sikre at helsen til nyfødte og små barn blir ivaretatt som en helhet. Samarbeidet er en del av en tverrfaglig tilnærming der hver spesialist bidrar med sin ekspertise til barnets helhetlige velvære.

Helt fra de første leveukene har helsepersonell en nøkkelrolle når det gjelder å informere foreldre om barnets munnhelse. Lenge før den første tannen dukker opp, er det viktig å gjøre foreldrene oppmerksomme på sunne vaner, som for eksempel å unngå sukkerholdig nattmat, som kan bidra til tidlig karies hos spedbarn. Barnetannleger kan gi verdifull informasjon om riktig tannpleie, tannpuss og til og med viktigheten av et første tannlegebesøk før barnet fyller ett år.

Samarbeidet stopper ikke ved forebygging. Ved orale patologier eller misdannelser er det viktig med felles behandling med en barnetannlege. For eksempel kan tungebånd (ankyloglossia) føre til ammeproblemer hos nyfødte barn. En dialog mellom barnelegen, ammehjelpen og barnetannlegen kan føre til bedre omsorg for barnet.

I tillegg kan visse medisinske tilstander ha konsekvenser for munnhelsen. Barn med medfødt hjertesykdom kan for eksempel kreve spesiell oppmerksomhet før invasive tannbehandlinger på grunn av risikoen for infeksiøs endokarditt. På samme måte kan visse legemidler som gis til nyfødte påvirke tannutviklingen, noe som krever tidlig overvåking og intervensjon.

Barntannleger kan også spille en nøkkelrolle i tidlig oppdagelse av visse sykdommer. Avvik i tennene eller munnslimhinnen kan være de første tegnene på systemiske eller genetiske sykdommer. God kommunikasjon mellom barnetannlegen og neonatologen kan bidra til tidlig diagnostisering og riktig behandling.

Samarbeidet mellom neonatologer og barnetannleger er en naturlig symbiose som har som mål å sikre optimal helse for barnet helt fra de første dagene. Ved å bidra med sin kunnskap og ekspertise bidrar hver enkelt spesialist til et komplett og harmonisk behandlingsforløp for barnets velvære og foreldrenes trygghet.

Kapittel 31

UTFORDRINGER KNYTTET TIL SMERTE OG BEDØVELSE

Smertevurdering og -behandling hos nyfødte barn

Det er svært viktig å vurdere og håndtere smerte hos nyfødte, da ubehandlet smerte kan få langsiktige konsekvenser for barnets utvikling. I motsetning til hva mange har trodd, føler nyfødte barn, også for tidlig fødte, smerte. Å gjenkjenne og behandle denne smerten på riktig måte er derfor avgjørende for deres velvære.

Vurdering av smerte hos nyfødte :
Vurdering av smerte hos nyfødte er hovedsakelig basert på atferds- og fysiologiske observasjoner. Flere smerteskalaer er utviklet spesielt for nyfødte, for eksempel EDIN-skalaen (Newborn Pain and Discomfort Scale) og NIPS-skalaen (Neonatal Infant Pain Scale). Disse skalaene tar hensyn til ulike indikatorer som ansiktsuttrykk (grimaser, rynker), gråt, kroppsbevegelser, endringer i hjertefrekvens eller oksygenmetning.

Smertebehandling :
    Ikke-farmakologiske intervensjoner :
        Hud-mot-hud-kontakt: Også kjent som kengurumetoden, direkte kontakt mellom mors (eller fars) og barnets hud har vist seg å redusere smerteopplevelsen under smertefulle prosedyrer.
        Amming eller administrering av sukkerløsninger: Sukker (f.eks. sukrose) som gis før en smertefull prosedyre kan redusere barnets smerte.
        Beroligende omgivelser: Å redusere lys- og lydstimuli og pakke barnet inn i trygge omgivelser kan bidra til å redusere stress og smerte.
        Dummies: Å suge kan være beroligende for nyfødte.

Farmakologiske intervensjoner :
Smertestillende midler: Legemidler som paracetamol eller ibuprofen kan brukes, men alltid på resept og med spesiell oppmerksomhet på dosering.
Lokalbedøvelse: Disse kan brukes til spesifikke prosedyrer for å bedøve et lokalt område.
Sedering: I noen tilfeller kan det være nødvendig med mild sedering, spesielt hvis barnet skal gjennomgå et mer invasivt inngrep.

Betydningen av opplæring og utdanning :
Det er viktig at alt helsepersonell som arbeider med neonatologi, er opplært til å gjenkjenne tegn på smerte hos nyfødte og til å bruke egnede vurderingsskalaer. En tverrfaglig tilnærming, som involverer leger, sykepleiere, farmasøyter og andre spesialister, vil sikre optimal behandling av smerter hos nyfødte.

Å gjenkjenne og håndtere smerter hos nyfødte barn på riktig måte er avgjørende for deres velvære og utvikling. En tilnærming som kombinerer ikke-farmakologiske og farmakologiske intervensjoner, skreddersydd for hver enkelt situasjon, vil sikre barnets komfort og redusere de potensielle negative effektene av ubehandlet smerte.

Fornuftig bruk av beroligende midler og smertestillende midler

Bruken av beroligende og smertestillende midler i neonatologi er et sensitivt tema som krever stor oppmerksomhet. Disse legemidlene spiller en viktig rolle, særlig for å sikre den nyfødtes komfort under smertefulle eller stressende prosedyrer og ved behandling av spesifikke medisinske tilstander. Bruken av disse legemidlene krever imidlertid en nøye vurdering av fordelene i forhold til risikoen, spesielt hos nyfødte som har et nervesystem som fortsatt er under utvikling og en fysiologi som skiller seg fra voksnes.

Fordeler med beroligende og smertestillende midler :
Smerte- og stressreduksjon: Disse legemidlene kan redusere smerten ved prosedyrer som venepunksjon, intubering eller kirurgi.
Fysiologisk stabilitet: De kan bidra til å stabilisere parametere som puls, pust og blodtrykk i stressende situasjoner.
Tilrettelegging av pleie: I noen tilfeller kan det være nødvendig med sedering for å utføre medisinske inngrep på urolige eller ustabile nyfødte.
Tilknyttede risikoer :
Bivirkninger : Nyfødte kan oppleve bivirkninger av legemidler, som for eksempel respirasjonsdepresjon, hjerteforstyrrelser eller effekter på blodtrykket.
Nevrologisk toksisitet: Noen studier tyder på at langvarig eller gjentatt eksponering for beroligende og smertestillende midler kan ha konsekvenser for hjerneutviklingen hos nyfødte.
Avhengighet og abstinenssyndrom: Nyfødte som eksponeres for visse legemidler over lengre tid, f.eks. opioider, kan utvikle avhengighet og abstinenssymptomer når behandlingen avsluttes.
Anbefalinger for fornuftig bruk :
Nøyaktig smertevurdering: Før enhver administrering er det viktig å vurdere den nyfødtes smerte eller stress ved hjelp av validerte vurderingsverktøy.
Valg av riktig legemiddel: Det mest hensiktsmessige legemidlet for den aktuelle situasjonen må velges, med tanke på bivirkningsprofil og potensielle interaksjoner med andre behandlinger.

Passende dosering: Doseringen må justeres nøyaktig i henhold til den nyfødtes vekt og svangerskapslengde, og det er viktig å overvåke barnets respons på behandlingen regelmessig.

Tett oppfølging: Nyfødte som får beroligende eller smertestillende midler, bør overvåkes nøye med regelmessige målinger av fysiologiske parametere og observasjon av den nevrologiske tilstanden.

Minimere varigheten av behandlingen: Det anbefales å begrense varigheten av eksponeringen for beroligende og smertestillende midler så mye som mulig og regelmessig vurdere om det er hensiktsmessig å fortsette behandlingen.

Opplæring og kommunikasjon: Foreldre må informeres om årsakene til at disse legemidlene administreres, de potensielle fordelene og risikoene forbundet med dem.

Beroligende og smertestillende midler har en udiskutabel plass i nyfødtmedisinen, men bruken av dem må være veloverveid, nøye gjennomtenkt og basert på en løpende vurdering av fordeler og risikoer for hver enkelt nyfødt.

Ikke-farmakologiske teknikker for å lindre smerte

Hos nyfødte kan smerte ha langsiktige negative effekter på hjernens utvikling og atferd. Heldigvis er det utviklet en rekke ikke-medikamentelle teknikker for å lindre smerte hos nyfødte. Disse metodene har den fordelen at de minimerer bruken av legemidler og potensielle bivirkninger, samtidig som de gir effektiv smertelindring.

Hud-mot-hud-kontakt (kengurumetoden): Denne teknikken, der den nyfødte legges på mors eller fars nakne bryst, har vist seg å ha positive effekter når det gjelder å stabilisere hjerterytmen, forbedre oksygentilførselen og redusere smerte.

Amming eller sukkeroppløsning: Amming under smertefulle prosedyrer eller administrering av en sukkeroppløsning kan redusere tegn på smerte hos nyfødte.

Ikke-næringsriktig smokk: Suging har en beroligende og smertestillende effekt på spedbarn.

Innpakning eller forsiktig fastholding: Å pakke barnet inn i et teppe eller laken, slik at det kan bevege hendene mot ansiktet, kan gi en følelse av trygghet og redusere opplevelsen av smerte.

Taktil stimulering: Mild massasje eller terapeutisk berøring kan redusere stress og smerter.

Musikkterapi: Myk musikk eller vuggesanger, ofte valgt av foreldre, kan virke beroligende og smertelindrende.

Rolige omgivelser: Å redusere lys- og lydstimuli rundt barnet kan redusere stressnivået og dermed også smerteopplevelsen.

Komfortabel posisjonering: Å plassere barnet i en naturlig, komfortabel stilling ved hjelp av puter eller ruller kan bidra til å redusere ubehaget.

Foreldrenes nærvær: Bare det å ha en forelder i nærheten, som snakker lavt eller synger, kan virke beroligende på babyen.

Beroligende dufter: Noen studier har antydet at lukten av for eksempel en mor kan ha beroligende egenskaper for nyfødte babyer.

Atferdsintervensjoner: Disse kan omfatte avledningsteknikker, for eksempel bruk av bilder eller visuelle leker, for å avlede barnets oppmerksomhet fra smerten.

Det er viktig å merke seg at effekten av disse teknikkene kan variere fra nyfødt til nyfødt. I tillegg kan en kombinasjon av flere metoder ofte være mer effektiv enn en enkelt teknikk. Til slutt er det viktig å kontinuerlig overvåke barnets reaksjon for å sikre at teknikken tolereres godt og er effektiv. Opplæring og opplæring av pleiere og foreldre i disse teknikkene er avgjørende for å sikre optimal smertebehandling av nyfødte.

Kapittel 32

**MUSIKKENS
ROLLE
OG KUNST I
NEONATOLOGI**

Positiv effekt av musikkterapi og kunstterapi

Musikkterapi og kunstterapi er to former for uttrykksterapi som utnytter musikkens og billedkunstens respektive krefter til å fremme helbredelse, velvære og personlig vekst. Begge terapiformene har en rekke fordeler for ulike grupper, fra spedbarn til eldre. De er spesielt verdifulle i sammenhenger der ord alene kanskje ikke er tilstrekkelig for å uttrykke følelser eller opplevelser. Her får du en oversikt over de positive virkningene av disse to terapiformene:

Midt i et rom opplyst av mykt dagslys klinger melodiene fra et instrument og fanger oppmerksomheten til alle som er til stede. Dette er en vanlig scene i musikkterapi, en disiplin som utforsker dybden i forholdet mellom mennesker og musikk. Musikkens vibrasjoner og melodier har evnen til å stimulere hjernen, berolige sjelen og revitalisere ånden. Enten det gjelder pasienter med nevrologiske lidelser, barn med spesielle behov eller eldre mennesker som sliter med ensomhet, kan musikkterapi være en livline som hjelper dem med å uttrykke undertrykte følelser, forbedre kognitive ferdigheter og til og med styrke motorikken.

I et annet rom siver den friske lukten av maling gjennom luften. Hender i alle aldre er i sving og forvandler hvite lerreter til kaleidoskoper av farger og følelser. Kunstterapi er et tilfluktssted der traumer, bekymringer og drømmer kan avbildes og ofte avdekke skjulte perspektiver og realiteter. For dem som har vanskelig for å sette ord på følelsene sine, blir kunsten deres stemme, et middel til å uttrykke det som er for dypt eller smertefullt til å sette ord på. Kunstterapi kan styrke selvfølelsen, bygge motstandskraft og gi en følelse av mestring.

Ved å kombinere musikk og kunst overskrider disse ukonvensjonelle behandlingsformene ofte språklige og kulturelle barrierer. De tilbyr veier til helbredelse som tradisjonelle metoder noen ganger kan overse. I en verden der smerte og lidelse ofte internaliseres, minner musikk- og kunstterapi oss om hvor viktig det er å uttrykke seg, og gir et glimt av håp til dem som søker indre ro og harmoni.

Implementering i enhetene
Neonatologi

Innføring av musikk- og kunstterapi på nyfødtavdelinger kan virke uventet, men disse tilnærmingene har bemerkelsesverdige fordeler for både nyfødte barn og deres foreldre. I et miljø som ofte er preget av pipende maskiner, dempet lys og en atmosfære av angst, kan musikk og kunstnerisk kreativitet gi et snev av normalitet og trøst. Slik kan disse terapiene brukes i en slik setting:

Musikkterapi :
- **Vuggeviser og rolige sanger**: Foreldre oppfordres til å synge for babyen. Lyden av foreldrenes stemme, særlig mors, kan stabilisere spedbarnets hjerte- og pusterytme og styrke båndet mellom foreldre og barn.
- **Myke instrumenter**: Instrumenter som tibetanske boller, bjeller eller xylofoner med myke toner kan spilles i nærheten av kuvøsen og gi en beroligende melodi som kontrast til de vanlige lydene i kuvøsen.
- **Innspilt musikk**: Nøye utvalgte spillelister med rolige melodier kan spilles av på lavt volum for nyfødte, noe som hjelper dem å slappe av og sovne.

Kunstterapi :
- **Foreldrekunstverk**: Foreldre kan oppfordres til å lage kunstverk til babyen, for eksempel tegninger eller collager, som kan plasseres i nærheten av kuvøsen. På denne måten kan de ikke bare føle seg involvert i

omsorgen for barnet, men også håndtere sitt eget stress.

Fotografering: Kunstnerisk fotografering av nyfødte kan være en fantastisk måte å feire hver eneste lille seier i barnets vekst. Det gir foreldrene et annet, positivt perspektiv på situasjonen.

Skriving av dagbok: Å oppmuntre foreldrene til å skrive dagbok om følelser, håp og bekymringer kan være en måte å få utløp for følelsene sine på og bidra til å bearbeide nyfødtopplevelsen.

Det viktigste ved bruk av disse terapiene i neonatologi er å sørge for det nyfødte barnets sikkerhet og velvære. Musikken må aldri være for høy, og all interaksjon må tilpasses hvert enkelt barns individuelle behov. Til slutt må terapeutene som jobber på disse avdelingene ha spesifikk opplæring i neonatologi og forstå de unike behovene til disse pasientene og familiene deres.

Tilbakemeldinger og casestudier

Innen neonatologi er tilbakemeldinger og kasuistikker avgjørende for å belyse utfordringer og suksesser i omsorgen for nyfødte barn, og for å gi et solid grunnlag for å forbedre praksis. Slik kan disse historiene og studiene kaste lys over det neonatale landskapet:

Tilbakemelding :
Foreldre: Uttalelser fra foreldre som har vært gjennom en nyfødtperiode, gir verdifull innsikt. De kan fortelle om sine bekymringer, hvordan de ble støttet av det medisinske teamet eller om høydepunktene under oppholdet.
Helsepersonell: Sykepleiere, leger og annet helsepersonell kan dele sine egne utfordringer og suksesser, samt hva de har lært av bestemte

situasjoner. Disse tilbakemeldingene kan påvirke fremtidige protokoller og opplæring.

Tidligere pasienter: I voksen alder kan barn noen ganger se tilbake på sine opplevelser som premature eller neonatale pasienter, noe som gir et unikt og inspirerende perspektiv.

Casestudier :

Håndtering av komplikasjoner: En detaljert studie av et tilfelle der en nyfødt fikk sjeldne komplikasjoner, kan være et læringsverktøy for fagpersoner. Hvordan ble situasjonen identifisert? Hvilke tiltak ble iverksatt? Hva ble resultatet?

Innovative intervensjoner: En beskrivelse av et tilfelle der en ny teknikk eller terapi har blitt brukt med hell, kan tjene som modell for andre neonatalavdelinger.

Etiske avgjørelser: Tilfeller der spesielt vanskelige avgjørelser har måttet tas, enten det dreier seg om etiske dilemmaer eller situasjoner som involverer flere medisinske spesialiteter, kan gi muligheter for læring om kommunikasjon, samarbeid og etikk.

Holistisk og alternativ behandling: Presentasjon av tilfeller der ukonvensjonelle metoder, som musikkterapi eller terapeutisk berøring, har blitt integrert i pasientens behandlingsplan, kan oppmuntre andre enheter til å utforske disse metodene.

Tilbakemeldinger og casestudier er en konkret måte å lære, utvikle og stadig forbedre neonatalomsorgen på. Disse historiene og studiene gjenspeiler realiteten i feltets utfordringer og triumfer, og fremhever kompleksiteten og skjønnheten i nyfødtmedisinen.

Kapittel 33

BETYDNINGEN AV KONTINUITET OMSORG

Sikre en smidig overgang mellom ulike omsorgsnivåer

Det er avgjørende å sikre en smidig overgang mellom ulike omsorgsnivåer, ikke bare for å sikre kontinuitet og kvalitet i pasientbehandlingen, men også for å redusere angsten hos pårørende og pasientene selv. Denne overgangen innebærer ofte en rekke utfordringer, fra koordinering mellom ulike typer helsepersonell til forståelse og aksept hos pasienter og pårørende. Her er noen viktige elementer for å sikre at overgangen går knirkefritt.

1. Effektiv kommunikasjon :
Kommunikasjon er hjørnesteinen i enhver vellykket overgang. Helsepersonell på begge omsorgsnivåer (der pasienten kommer fra og der pasienten skal til) må kommunisere effektivt for å sikre at alle relevante opplysninger blir videreformidlet.

2. Planlegging på forhånd :
En vellykket overgang kan ikke improviseres. Det krever nøye planlegging som tar hensyn til pasientens medisinske, emosjonelle og sosiale behov.

3. Opplæring av pasienter og pårørende :
Pasienter og pårørende må være fullt informert om hva de kan forvente seg under overgangen. Dette inkluderer informasjon om det nye omsorgsmiljøet, hva som kan være annerledes og hva de skal gjøre hvis noe går galt.

4. Tverrfaglig koordinering :
Overgangen mellom ulike omsorgsnivåer involverer ofte en rekke ulike typer helsepersonell - fra leger og sykepleiere til sosialarbeidere og terapeuter. Tett koordinering mellom disse fagpersonene er avgjørende.

5. Oppfølging etter overgangen :
Regelmessig oppfølging etter overgangen sikrer at pasientene tilpasser seg det nye omsorgsmiljøet på en god måte, og gjør det mulig å identifisere og løse eventuelle problemer raskt.

6. Full dokumentasjon :
Alle relevante opplysninger om pasientens sykehistorie, aktuelle behandlinger, behov og preferanser må dokumenteres nøye og formidles ved overgangen.

7. Ta hensyn til emosjonelle behov :
Overgangen mellom ulike omsorgsnivåer kan være en stressende tid for pasienter og pårørende. Det er derfor viktig å tilby emosjonell støtte, enten det er gjennom rådgivere, støttegrupper eller andre ressurser.

8. Kontinuerlig faglig utvikling :
Helsepersonell må jevnlig få opplæring i beste praksis for omsorgsoverganger for å sikre at prosessen går så smidig og effektivt som mulig.

En smidig overgang mellom ulike omsorgsnivåer krever en helhetlig tilnærming som tar hensyn til pasientens medisinske, emosjonelle og sosiale behov. Med nøye planlegging, effektiv kommunikasjon og god opplæring er det mulig å sikre at pasientene får den omsorgen de trenger, når de trenger den.

Samarbeid mellom fagpersoner for optimal kontinuitet

Samarbeid mellom fagpersoner er kjernen i moderne medisinsk behandling. Det er avgjørende for å sikre optimal kontinuitet i behandlingen, unngå dobbeltarbeid, redusere medisinske feil og sikre en bedre forståelse av pasientens samlede behov. La oss tilnærme oss dette samarbeidet på en smidig og inkluderende måte.

Se for deg en nøye koreografert ballett. På scenen er hver enkelt danser helt avgjørende for harmonien i forestillingen, og bidrar med sitt eget unike preg til å skape helheten. I medisinen utspiller denne komplekse dansen seg hver dag mellom ulike fagpersoner. Alt fra fastleger til sykepleiere, farmasøyter og fysioterapeuter bidrar med sin spesifikke ekspertise ved sykesengen.

I denne medisinske symfonien spiller kommunikasjon rollen som dirigent. Åpen og regelmessig informasjonsdeling er avgjørende for å sikre at alle involverte er på bølgelengde. Dette innebærer tverrfaglige konsultasjonsmøter, tydelige medisinske rapporter og effektive teknologiske verktøy, for eksempel elektroniske pasientjournaler, som gir rask og pålitelig tilgang til pasientinformasjon.

Men utover enkel kommunikasjon krever ekte samarbeid gjensidig tillit og dyp respekt. Hver enkelt fagperson må anerkjenne verdien av de andre, forstå deres ferdigheter og ekspertise og være forberedt på å lære av dem. Det er en dans på like fot, der egoet legges til side til fordel for pasientens beste.
Dessuten er dette samarbeidet ikke begrenset til sykehusets eller legekontorets vegger. Det strekker seg ut i lokalsamfunnet og involverer noen ganger sosialarbeidere, lærere eller familiemedlemmer. Det erkjenner at pasientens velvære påvirkes av mange faktorer, fra sosioøkonomisk situasjon til familiemiljø.

Videreutdanning spiller også en nøkkelrolle i dette samarbeidet. Helsepersonell må ikke bare holde seg oppdatert på sitt eget felt, men også forstå det grunnleggende i de andre fagområdene de samhandler med. Tverrfaglige workshops og felles seminarer kan bidra til å bygge bro over dette gapet.

Pasienten står i sentrum for dette samarbeidet. De er ikke bare tilskuere, men nøkkelpersoner i denne dansen. Helsepersonell må bestrebe seg på å inkludere pasientene i diskusjonene, forstå deres behov, bekymringer og ønsker og betrakte dem som fullverdige partnere i sin egen behandling.

Så når alle disse elementene kommer sammen - kommunikasjon, respekt, kontinuerlig opplæring og aktiv deltakelse fra pasienten - kan samarbeidet mellom fagpersoner virkelig blomstre, noe som garanterer optimal kontinuitet i pleien og best mulig resultat for hver enkelt pasient.

Konsekvenser for opplæringen og praksis

Tverrprofesjonelt samarbeid er ikke en medfødt ferdighet. Den må tilegnes og perfeksjoneres. I neonatologi, som i andre medisinske disipliner, er opplæring og praksis avgjørende for å legge til rette for dette samarbeidet. Når vi ser på hva dette samarbeidet innebærer for opplæring og praksis, er det flere viktige elementer som peker seg ut.

1. Integrering av tverrprofesjonell utdanning :
Det er viktig at medisinske institusjoner og utdanningsinstitusjoner integrerer tverrprofesjonell utdanning fra starten av medisinstudiet. Dette gjør det mulig for studenter innen medisin, sykepleie, farmasi, fysioterapi og andre relaterte spesialiteter å lære side om side, forstå hverandres roller og utvikle ferdigheter i kommunikasjon og teamarbeid.
2. Simuleringer og casestudier:
Bruk av simuleringer og casestudier gjør det mulig for fagpersoner å sette seg inn i situasjoner og lære hvordan de skal samhandle i virkelige situasjoner. Dette styrker ikke

bare de tekniske ferdighetene, men også de mellommenneskelige og kommunikative ferdighetene.

3. Oppmuntre til videreutdanning :
Medisinen utvikler seg raskt, og det samme gjør samarbeidsmetodene. Fagfolk må derfor delta i kontinuerlig opplæring for å holde seg oppdatert på beste praksis, ny teknologi og trender innen samarbeid.

4. Skape en kultur preget av gjensidig respekt:
Klinisk praksis bør oppmuntre til en kultur der alle teammedlemmer verdsettes og respekteres. Dette innebærer blant annet å anerkjenne hverandres ferdigheter og bidrag og å skape et miljø der alle føler seg komfortable med å dele sine meninger og bekymringer.

5. Etablere effektive kommunikasjonssystemer :
Et godt kommunikasjonssystem er avgjørende for et vellykket samarbeid. Dette kan omfatte regelmessige teammøter, bruk av integrerte elektroniske pasientjournaler og klare rutiner for informasjonsutveksling.

6. Involvering av pasienter og pårørende :
Pasienter og pårørende er viktige medlemmer av behandlingsteamet. Helsepersonell må derfor læres opp til å kommunisere effektivt med dem, forstå deres behov og bekymringer og inkludere dem i beslutningsprosessen.

7. Evaluering og tilbakemelding :
Som alle andre ferdigheter må også tverrprofesjonelt samarbeid evalueres jevnlig. Teammedlemmene bør oppmuntres til å gi og motta konstruktive tilbakemeldinger slik at de kan fortsette å utvikle og forbedre seg.

Tverrprofesjonelt samarbeid er både en kunst og en vitenskap som krever både formell opplæring og gjennomtenkt praksis. Ved å integrere disse elementene i den medisinske opplæringen og praksisen kan vi sikre at alle teammedlemmene samarbeider smidig og sømløst for å gi best mulig behandling.

Kapittel 34

ETTER- OG VIDEREUTDANNING OG FREMTIDSUTSIKTER

Viktigheten av å oppdatere ferdigheter

I en verden der teknologi, vitenskap og samfunn utvikler seg i et rasende tempo, er kompetanseoppdatering blitt en uunngåelig nødvendighet for alle yrkesutøvere. Enten det gjelder medisin, IT, utdanning eller en hvilken som helst annen sektor, kan gårsdagens kunnskap fort bli foreldet i dag. Å holde seg oppdatert er derfor avgjørende for å sikre relevans, effektivitet og sikkerhet i yrkesutøvelsen.

Reagere på den raske teknologiske og vitenskapelige utviklingen: Den teknologiske og vitenskapelige utviklingen er konstant. Det som for noen år siden ble ansett som oppdatert informasjon eller teknikker, kan nå erstattes av nye metoder eller teknologier.

Ivaretakelse av sikkerheten: Innenfor det medisinske feltet kan for eksempel bruk av gamle metoder eller ignorering av de nyeste oppdagelsene potensielt sette pasienters liv i fare. I industrien kan det å ikke kjenne til de nyeste sikkerhetsstandardene føre til ulykker.

Økt ansettbarhet: I et konkurranseutsatt arbeidsmarked er det større sannsynlighet for at de som investerer i å oppdatere kompetansen sin, blir ansatt, gjør karriere og beholder jobben.

Tilpasning til et miljø i endring: Samfunnet endrer seg, og det samme gjør kundenes og pasientenes behov og forventninger. For å holde seg relevant og svare på endrede behov er det viktig å fortsette å lære og utvikle seg.

Bedre selvtillit: Når du behersker de nyeste ferdighetene og kunnskapene på ditt felt, får du selvtillit til å takle faglige utfordringer.

Fremme innovasjon: Ved å holde oss oppdatert på aktuelle trender kan vi også forutse fremtidige endringer og innovere, i stedet for bare å følge trenden.

Oppfyller myndighetskrav: På mange områder er det myndighetskrav eller faglige krav som krever kontinuerlig opplæring.

Engasjement for profesjonalitet: Oppdatering av ferdigheter gjenspeiler et engasjement for profesjonalitet og viser en vilje til å tilby best mulig service eller omsorg.

Kompetanseheving er ingen luksus, det er en nødvendighet. Det krever tid, innsats og noen ganger økonomiske ressurser, men fordelene - både for den enkelte og for samfunnet som helhet - er uvurderlige. Ikke bare sikrer det relevans og kompetanse i en verden i endring, det bidrar også til kontinuerlig personlig og faglig utvikling.

Fremskritt innen neonatologi : å være i forkant

I den store medisinske verden har neonatologien - behandlingen av nyfødte barn, spesielt premature barn - gjort bemerkelsesverdige fremskritt i løpet av de siste tiårene. Å være i forkant innen neonatologi betyr ikke bare å følge med i utviklingen, men også å forutse og delta i den neste bølgen av innovasjoner. Her får du en rask oversikt over utviklingen av dette fagområdet og dets betydning i dagens medisinske landskap.

De første neonatale intensivavdelingene (NICU) markerte en revolusjon i omsorgen for nyfødte, spesielt for tidlig fødte barn. Tidligere var sjansene for å overleve for tidlig fødte barn minimale. I dag, takket være teknologiske, diagnostiske og terapeutiske fremskritt, har disse små kjemperne ikke bare en sjanse til å overleve, men også til å få et godt liv.

Respiratorene til nyfødte har for eksempel gjennomgått betydelige forbedringer, noe som muliggjør mer skånsom ventilasjon og minimerer lungeskader. Ernæring, som spiller en avgjørende rolle for disse barnas utvikling, er blitt mer individuelt tilpasset, med tanke på hvert enkelt barns spesifikke behov. Fremskritt innen enteral og parenteral ernæring har forbedret veksten og den nevrologiske utviklingen.

Farmakologi er intet unntak. Forståelsen av nyfødte barns spesifikke farmakokinetikk har ført til mer nøyaktig dosering og sikrere administrering av legemidler, og dermed færre bivirkninger.

I tillegg til teknologi og medisin har den familiesentrerte tilnærmingen gitt nyfødtomsorgen en helhetlig dimensjon. Tilnærmingen anerkjenner foreldrenes og familiens avgjørende rolle og oppmuntrer til aktiv deltakelse fra foreldrene i omsorgen, noe som styrker båndet mellom foreldre og barn helt fra begynnelsen.

Men med alle fremskritt følger også nye utfordringer. Stadige innovasjoner krever kontinuerlig opplæring av helsepersonell for å sikre at behandlingen de gir, er i forkant av det nyeste innen vitenskap og teknologi. Helsepersonell må også navigere i etikkens vanskelige farvann, særlig når det gjelder å ta beslutninger om liv og død.

Forskningen innen neonatologi er i stadig utvikling. Nyere studier har undersøkt de positive effektene av komplementære behandlingsformer, som musikkterapi og terapeutisk berøring, på nyfødte barn på nyfødtintensivavdelingen. Genetikken byr også på spennende muligheter for tidlig diagnostisering og behandling av medfødte misdannelser.

Å være i forkant av utviklingen innen neonatologi betyr å ha en fot godt plantet i dagens fremskritt og samtidig holde et øye med fremtidens muligheter. Det er en delikat dans mellom vitenskap, teknologi, etikk og medmenneskelighet, og det krever lidenskap, engasjement og en konstant vilje til å lære og innovere.

Karrieremuligheter og spesialiseringer

Neonatologi, en spesialisert gren av pediatrien, tilbyr et fascinerende utvalg av karrieremuligheter for dem som brenner for å ta seg av nyfødte barn. La oss ta en titt på de ulike karrieremulighetene og spesialiseringene innen dette feltet.
Den mest åpenbare karrieren innen neonatologi er neonatolog. Disse legespesialistene er dedikert til å ta seg av nyfødte barn, spesielt for tidlig fødte barn eller barn med komplikasjoner ved fødselen. For å bli neonatolog trenger du en medisinsk grunnutdanning etterfulgt av en spesialisering i pediatri og deretter en subspesialisering i neonatologi.

Neonatologiens verden er imidlertid ikke begrenset til medisin. Det finnes en rekke fagpersoner som jobber sammen for å sikre at spedbarn har det bra. Neonatalsykepleiere spiller for eksempel en avgjørende rolle i den daglige omsorgen og overvåkningen av nyfødte barn. De er ofte det første kontaktpunktet for familiene og tilbyr viktig støtte til foreldrene i denne vanskelige tiden.

Fysioterapeuter som spesialiserer seg på nyfødtpleie, er utdannet til å jobbe med nyfødte som trenger respirasjonshjelp eller som har spesifikke behov når det gjelder mobilitet og muskelutvikling. De samarbeider tett med legene for å utvikle hensiktsmessige pleieplaner.

I tillegg spiller psykologer og sosionomer en viktig rolle på grunn av den vanskelige og ofte stressende situasjonen på dette feltet. De støtter familiene gjennom de emosjonelle og sosiale utfordringene, gir råd, ressurser og rom for å bearbeide de komplekse følelsene som er forbundet med fødselen av et for tidlig født eller sykt barn.

Andre spesialiteter som samarbeider tett med neonatologi, er medisinsk genetikk, barnekardiologi, barnekirurgi og barnenevrologi. Hver av disse spesialistene bidrar med unik ekspertise innen en rekke komplikasjoner og tilstander.

Utenfor den kliniske konteksten finnes det muligheter for forskere som brenner for neonatologi. Universiteter, forskningsinstitutter og til og med enkelte store sykehusavdelinger tilbyr stillinger for dem som ønsker å flytte grensene for kunnskap på dette feltet.

Til slutt, for de som har en forkjærlighet for å undervise, er det etterspørsel etter neonatalundervisere, enten det er på medisinstudier, sykepleierutdanninger eller workshops for faglig utvikling.

Neonatologi er et rikholdig og flerdimensjonalt fagfelt som byr på et mangfold av karrieremuligheter for dem som ønsker å gjøre en forskjell i den avgjørende første tiden av et menneskes liv. Hver rolle, enten den er direkte medisinsk eller støttende, bidrar til den enorme oppgaven det er å sikre disse små barna en best mulig start på livet.

Konklusjon

Det neonatale kallet :
mer enn en jobb, en lidenskap

Neonatologi, et fagområde som er dedikert til livets aller første øyeblikk, gir gjenklang langt utover grensene for et enkelt medisinsk yrke. For de som velger dette yrket, er det et dyptgripende kall, en lidenskap som går langt utover ren klinisk praksis. La oss seile sammen gjennom denne fantastiske jakten på mening og engasjement.

Det første du føler når du kommer inn på en nyfødtavdeling, er den spesielle atmosfæren som er full av kontrasterende følelser. Det er den stille gleden som følger med hvert eneste hjerteslag du hører, hver eneste lille hånd som klemmer en finger, hvert eneste smil når en mor holder barnet sitt for første gang. Men det er også den følbare spenningen, tyngden av ansvar som følger med hver eneste beslutning og hvert eneste inngrep. I denne balletten beveger neonatalpersonalet seg med usvikelig ynde og besluttsomhet.

Dette kallet fødes ofte av en gnist, noen ganger av personlig erfaring, eller rett og slett av en fascinasjon for det nye livets mirakler. Det er et ønske om å stå ved livets grense, der alt begynner, å være vokter for disse nye sjelene, veileder for disse familiene midt i en brytningstid. Alle som jobber med neonatologi, enten de er leger, sykepleiere, psykologer eller andre, gjør dette med et grenseløst engasjement.

Men hva er det som driver denne lidenskapen? Er det å se disse bittesmå skapningene, som er så skjøre, men likevel så motstandsdyktige, kjempe seg gjennom hver dag? Er det den umåtelige kjærligheten i foreldrenes øyne, dette glimtet av håp og takknemlighet? Eller er det rett og slett skjønnheten som ligger i livets begynnelse, uskylden og renheten som minner oss alle om den uvurderlige verdien av hvert eneste øyeblikk?

Neonatologi er ikke bare et spørsmål om tekniske ferdigheter og medisinsk kunnskap, selv om dette er avgjørende. Det er først og fremst en hjertesak. Det krever følsomhet, empati og indre styrke til å møte hjerteskjærende situasjoner, men også til å glede seg over hver eneste lille seier, hvert eneste skritt fremover.

Og det er i denne sammensmeltingen av vitenskap og sjel, dyktighet og medfølelse, at den sanne essensen av neonatalyrket ligger. Det er ikke bare et yrke, det er en dyp forpliktelse til livet, en ed om å følge, beskytte og verne om denne dyrebare begynnelsen. For dem som velger denne veien, blir neonatologi mer enn et yrke: Det blir en integrert del av deres vesen, et konstant ekko av deres kjærlighet til livet og menneskeheten.

Oppmuntring til neste generasjon: neonatologiens fremtid

I det dempede lyset på en neonatalavdeling, der hvert sekund teller og hver eneste bevegelse kan være livreddende, tar disse små barnas fremtid form. Men samtidig tar også en annen fremtid form: neonatologiens fremtid. For å sikre at nyfødtomsorgen fortsetter å utvikle seg, er det viktig å oppmuntre neste generasjons pleiere til å fordype seg i denne spesialiteten, omfavne dens utfordringer og bære dens fane.

Neonatologien er i stadig utvikling med raske teknologiske fremskritt og vitenskapelige oppdagelser. Denne dynamikken krever en ny generasjon fagfolk som er lidenskapelige, dedikerte og fremfor alt opplært i de nyeste teknikkene og kunnskapene. Disse unge hodene, med sin friskhet og nysgjerrighet, er nøkkelen til å flytte grensene for hva vi vet og kan gjøre for nyfødte barn.

Men hvordan kan vi inspirere og motivere disse fremtidige pionerene innen neonatologi?

Å fortelle historiene. Ingenting er sterkere enn å dele ekte historier, øyeblikk av triumf og tragedie, for å vise hvor viktig dette yrket er. Hvert eneste smil fra et barn som har overlevd mot alle odds, hver eneste tåre som gråtes sammen med en familie i en vanskelig tid, er et bevis på hvor viktig dette yrket er.
Tilbyr læringsmuligheter. Neonatalpraksis, praktiske workshops og forskningsseminarer gir studenter og unge fagfolk mulighet til å fordype seg i neonatologiens verden, lære av de beste og oppdage sin egen lidenskap.
Støtte og veiledning. Solid støtte fra erfarne fagpersoner kan utgjøre hele forskjellen for en ung yrkesutøvers karriere. En mentor kan ikke bare gi kunnskap, men også inspirere, oppmuntre og veilede.
Fremheve innovasjon. Den nye generasjonen er født i den digitale tidsalderen og er kjent med teknologi og innovasjon. Ved å vise hvordan neonatologien utvikler seg takket være teknologiske fremskritt, kan vi fange deres interesse og oppmuntre dem til å bli morgendagens innovatører.

Å oppmuntre den nye generasjonen betyr å tro på fremtiden. Det handler om å erkjenne at neonatologien, akkurat som de babyene som starter livet med så mye potensial, er i vekst og klar til å bli formet av nye, målbevisste hender. Neonatologiens fremtid er lys, full av håp og løfter, forutsatt at vi gir fakkelen videre med lidenskap og engasjement.

Neonatologiens fremtid

Fremtiden for neonatologi, en medisinsk spesialitet som allerede ligger i forkant når det gjelder teknologi og innovasjon, tegner til å bli en fascinerende kombinasjon av teknologiske fremskritt, nye behandlingsmetoder og en enda dypere forståelse av nyfødte barns behov.

1. **Avansert teknologi:** I fremtiden vil vi i økende grad ta i bruk teknologier som kunstig intelligens og robotteknologi for tidlig diagnostisering og behandling av neonatale tilstander. Oppkoblede monitorer vil kunne tilby overvåking i sanntid og oppdage tidlige tegn på problemer lenge før de blir synlige.
2. **Genomikk og persontilpasset behandling:** Etter hvert som gensekvensering blir mer tilgjengelig, vil det bli mulig å oppdage genetiske avvik og tilby persontilpasset behandling helt fra livets første dager.
3. **Mindre invasive teknikker:** Nye, mindre invasive og mer presise intervensjonsmetoder vil bli utviklet for å redusere stress og risiko for den nyfødte og samtidig øke sjansene for suksess.
4. **Bioteknologi:** 3D-printing kan gjøre det mulig å lage skreddersydde organer eller vev for å erstatte defekte organer hos nyfødte.
5. **Optimalt miljø:** Økt forskning på betydningen av det nyfødtes miljø (lys, lyd, berøring) vil føre til nyfødtavdelinger som er enda mer pasientsentrerte og tilbyr en atmosfære så nær livmorens som mulig.
6. **Større rolle for foreldrene:** En bedre forståelse av hvor viktig båndet mellom foreldre og barn er i helbredelsesprosessen vil føre til at foreldrene blir enda mer involvert i behandlingen, ved at de får opplæring og støtte i alle ledd.
7. **Holistiske tilnærminger:** Anerkjennelse av fordelene ved ikke-konvensjonelle metoder, som musikkterapi eller

terapeutisk berøring, kan bli en integrert del av standardbehandlingen innen neonatologi.

8. Tverrfaglig samarbeid: Fremtiden vil by på et enda tettere samarbeid mellom neonatologer, sykepleiere, psykologer, terapeuter og andre spesialister, noe som sikrer en helhetlig behandling av nyfødte.

9. Teleneonatologi: Med utvidelsen av telemedisin vil spesialister kunne tilby råd og konsultasjoner på avstand, slik at nyfødte får tilgang til best mulig behandling uansett hvor de befinner seg.

Fremtidens neonatologi er i ferd med å bli en æra med integrert behandling, der teknologi, vitenskap og medmenneskelighet smelter sammen for å gi nyfødte barn en best mulig start på livet. Selv om vi står overfor utfordringer, ser fremtiden for neonatalomsorgen lys ut, takket være lidenskapen og engasjementet til de som jobber på dette feltet.

Teknologiske fremskritt i horisonten

Det siste tiåret har vi sett en eksponentiell spredning av innovative teknologier på en rekke områder, og denne trenden ser ut til å forsterke seg i fremtiden. Enten det gjelder helse, energi, transport eller kommunikasjon, er teknologiske fremskritt i ferd med å forme fremtiden vår på måter vi aldri kunne ha forestilt oss før. Her er noen av de mest lovende teknologiske fremskrittene i horisonten:

1. Kunstig intelligens (AI) og maskinlæring: Selv om disse teknologiene ikke er nye, blir de stadig mer integrert i en rekke sektorer. AI og maskinlæring kan nå diagnostisere sykdommer, styre komplekse energisystemer og til og med komponere musikk.

2. Bioteknologi: CRISPR og andre genredigeringsteknikker kan komme til å revolusjonere medisinen ved å gjøre det mulig å kurere genetiske sykdommer og persontilpasse medisinske behandlinger.

3. Utvidet virkelighet (AR) og virtuell virkelighet (VR): I tillegg til spill har disse teknologiene et enormt potensial innen yrkesopplæring, utdanning, design og til og med medisin.

4. Ren energi: Forskning på batterier, kjernefysisk fusjon og andre fornybare energikilder tyder på at vi i fremtiden kan bli mindre avhengige av fossilt brensel.

5. Autonome kjøretøy: Fra biler til leveringsdroner - autonom kjøretøyteknologi kan forandre transportsystemene våre og redusere antall trafikkulykker.

6. Tingenes internett (IoT): Å koble nesten alle enheter til Internett kan føre til smarte byer, mer effektive hjem og en bedre forståelse av omgivelsene våre.

7. Nevroteknologi: Fra grensesnitt mellom hjerne og maskin til kartlegging av menneskehjernen - fremskritt på dette feltet kan endre behandlingen av nevrologiske sykdommer og kanskje til og med forbedre kognitive evner.

8. 3D-printing: Utover rask produksjon av prototyper har 3D-printing potensial til å revolusjonere produksjon, medisin (tenk trykte organer) og til og med husbygging.

9. Nanoteknologi: Bruk av partikler i utrolig liten skala kan få enorme konsekvenser for medisin, energi og produksjon.

10. 5G og videre: Utrullingen av 5G er i gang, og denne teknologien lover svært høye nedlastingshastigheter, redusert ventetid og muligheten til å koble enda flere enheter til internett.

Den teknologiske horisonten er enorm og full av løfter. Med hvert eneste fremskritt følger selvsagt et sett med utfordringer, enten de er etiske, økonomiske eller sosiale. Men etter hvert som teknologien utvikler seg, gir den uante muligheter til å forbedre liv, løse gamle problemer og åpne nye veier for menneskehetens fremtid.

Aktuell forskning
og dens konsekvenser for praksis

Forskning spiller en grunnleggende rolle i utviklingen av alle fagfelt, inkludert neonatologi. Forskningsgjennombrudd avgjør hva som er beste praksis, gir uvurderlig innsikt i omsorgen for nyfødte og påvirker den fremtidige retningen for helsevesenet. Her er en oversikt over hvordan aktuell forskning påvirker neonatologisk praksis:

1. Metoder for mating: Forskning har vist at morsmelk er svært gunstig for for tidlig fødte barn, særlig når det gjelder forebygging av nekrotiserende tarmsykdom. Denne bevisstheten har oppmuntret mange nyfødtavdelinger til å innføre proaktive retningslinjer for å støtte amming.

2. Det neonatale mikrobiomet: Studier har vist at de første bakteriene som koloniserer et nyfødt barns tarm, kan ha en varig innvirkning på barnets helse. Derfor er det nå økende interesse for å beskytte og fremme et sunt mikrobiom hos nyfødte, særlig gjennom forsiktig bruk av antibiotika.

3. Miljøets innvirkning : Forskning har vist at et rolig miljø med dempet lys og minimalt med støy er viktig for premature barns utvikling. Dette har ført til endringer i utformingen av nyfødtavdelinger.

4. Ikke-farmakologiske tilnærminger: Studier har vist at teknikker som terapeutisk berøring, musikkterapi og hud-mot-hud-kontakt (også kjent som kengurumetoden) er effektive for å håndtere smerte, trøste nyfødte og forbedre tilknytningen mellom foreldre og barn.

5. Nevrobeskyttelse: Nyere forskning fokuserer på effekten av pleie og intervensjoner på hjernens utvikling, noe som fører til endringer i måten pleien utføres på for å minimere risikoen for hjerneskade.

6. Minimalt invasive prosedyrer: Teknologiske fremskritt og forskning har ført til minimalt invasive prosedyrer for kirurgiske inngrep, noe som reduserer risikoen og gir raskere rekonvalesens.

7. Etikk og palliativ omsorg: Forskning på etikk og familiers erfaringer har formet måten helsepersonell tilnærmer seg vanskelige beslutninger på, og fremhever viktigheten av åpen kommunikasjon, medfølelse og støtte når det skal tas beslutninger om omsorg ved livets slutt.

Til slutt er det viktig å erkjenne at selv om forskning kan veilede praksis, er det ofte et gap mellom de to. Integrering av forskningsresultater i klinisk praksis krever kontinuerlig opplæring, bevissthet og vilje til å tilpasse behandlingen basert på ny kunnskap. Forskning er en konstant reise, og dens innvirkning på neonatologien er i stadig utvikling, noe som fører til bedre innsikt og bedre omsorg for de mest sårbare blant oss.

Fremtidsvisjon: Hvor kan neonatologien ta oss de neste tiårene?

Med nye vitenskapelige oppdagelser og teknologiske nyvinninger gir neonatologien løfter om en fremtid der alle nyfødte barn har mulighet til å leve et sunt liv, selv under vanskelige omstendigheter. Men hvilken retning kan neonatologien ta i tiårene som kommer?

I takt med at vår kunnskap om DNA og det menneskelige genomet øker, vokser det frem en ny æra med persontilpasset medisin som byr på uante muligheter. Forestill deg en verden der alle barn fra første stund i livet får genetisk kartlegging for å identifisere ikke bare potensielle sykdommer, men også den beste måten å behandle eller til og med forebygge dem på.

Samtidig kan bioteknologien, med innføringen av regenerative terapier, åpne dører som tidligere ble ansett som ugjennomtrengelige. Skadet vev kan repareres, eller til og med erstattes, ved hjelp av laboratoriedyrkede organer, noe som kan gi for tidlig fødte barn en sjanse til å korrigere misdannelser eller dysfunksjoner før de i det hele tatt oppstår.

Integreringen av teknologi i neonatologien vil ikke stoppe der. Med fremveksten av robotteknologi og kunstig intelligens kan vi se for oss neonatalavdelinger der robotassistenter deltar i pleien av nyfødte, overvåker vitale tegn i sanntid, forutser behov og til og med oppdager de første tegnene på infeksjon eller andre komplikasjoner.
Den menneskelige dimensjonen vil imidlertid fortsatt stå i sentrum for denne spesialiteten. Teknologiske fremskritt må harmoniseres med en helhetlig tilnærming til pleie og omsorg. Morgendagens neonatalavdelinger vil sannsynligvis bli utformet for å oppmuntre til enda større interaksjon mellom nyfødte barn, deres familier og det medisinske teamet. Disse miljøene, som er utformet for å sikre trivsel og emosjonell balanse for alle involverte, vil bidra til raskere og roligere rekonvalesens.

Morgendagens neonatologi, med sitt vell av vitenskapelige fremskritt og økt menneskelig sensitivitet, lover oss en fremtid der alle nyfødte, uansett hvilke utfordringer de har, vil få sjansen til å blomstre fullt ut i den verdenen som venter dem.

www.ingramcontent.com/pod-product-compliance
Lightning Source LLC
Chambersburg PA
CBHW050052230526
45470CB00004B/1500